2024年苏州市科普专项资金资助项目

儿童罕见病早发现早干预

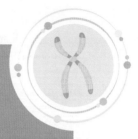

组织编写　苏州大学附属儿童医院

主　　审　吕海涛

主　　编　王红英　唐叶枫

副 主 编　陈　婷　时秋芳

编　　者（以姓氏笔画为序）

王红英　王学谦　尹德佩　冯柯红　师晓燕

朱雪萍　任秀智　汤继宏　孙　凌　李晓忠

肖佩芳　时秋芳　吴拉珠　宋晓翔　张　飞

陈　婷　陈红兵　胡绍燕　顾　琴　徐　华

唐叶枫　黄顺根　舒　瑛　窦训武　霍洪亮

支持单位　苏州工业园区元圆健康促进服务中心

　　　　　苏州市疾病预防控制中心

　　　　　苏州市超云生命智能产业研究院

人民卫生出版社

·北　京·

图书在版编目（CIP）数据

儿童罕见病早发现早干预 / 苏州大学附属儿童医院组织编写 . -- 北京 ：人民卫生出版社，2025. 1.
ISBN 978-7-117-37474-3

Ⅰ. R72

中国国家版本馆 CIP 数据核字第 2025BQ8167 号

人卫智网	www.ipmph.com	医学教育、学术、考试、健康，购书智慧智能综合服务平台
人卫官网	www.pmph.com	人卫官方资讯发布平台

儿童罕见病早发现早干预
Ertong Hanjianbing Zaofaxian Zaoganyu

组织编写：苏州大学附属儿童医院
出版发行：人民卫生出版社（中继线 010-59780011）
地　　址：北京市朝阳区潘家园南里 19 号
邮　　编：100021
E - mail：pmph @ pmph.com
购书热线：010-59787592　010-59787584　010-65264830
印　　刷：北京盛通印刷股份有限公司
经　　销：新华书店
开　　本：710×1000　1/16　　印张：9
字　　数：116 千字
版　　次：2025 年 1 月第 1 版
印　　次：2025 年 3 月第 1 次印刷
标准书号：ISBN 978-7-117-37474-3
定　　价：52.00 元

打击盗版举报电话：010-59787491　E-mail：WQ @ pmph.com
质量问题联系电话：010-59787234　E-mail：zhiliang @ pmph.com
数字融合服务电话：4001118166　E-mail：zengzhi @ pmph.com

序

　　儿童是家庭的希望，是国家的未来。然而，对于有一些特殊的孩子来说，他们一出生便面临着挑战，这个挑战就是罕见病。罕见病，顾名思义，我们在平时生活中鲜少见到，但是它却对患者家庭带来了巨大痛苦和各种不确定性。罕见病不仅病种繁多、诊断困难，而且往往缺乏有效的治疗手段。许多家长在孩子的生长发育过程中，面临着漫长的诊断旅程和深深的养育无助感。

　　作为苏州大学附属儿童医院的医务工作者，我们深知罕见病的早发现、早干预对患儿健康成长的重要性。无数临床实践告诉我们，及早发现病症并进行早期干预，不仅可以改善患者的生活质量，而且能够减少因疾病诊治延误带来的严重后果。这是医护人员不懈追求的目标，也是我们编写这本科普书的初衷。

　　《儿童罕见病早发现早干预》汇集了多学科专家的智慧与经验，收集了苏州大学附属儿童医院各专科在临床上"常见"的四十三个罕见病种，旨在为患儿家长、临床医护人员及关心罕见病的社会各界人士提供实用的帮助与指导。

　　感谢所有为本书贡献智慧的同仁们，感谢每一位在罕见病研究、诊治领域辛勤工作的医务工作者。让我们携手并肩，点亮每一个孩子的健康未来！

吕海涛

2024 年 9 月

苏州大学附属儿童医院是一家三级甲等综合性儿童专科医院,医院长期致力于儿童罕见病的研究、诊治与科普宣传。医院设有罕见病临床医学中心,为患儿提供精准诊断、个性化治疗和多学科综合管理,并定期举办罕见病科普讲座和患者关爱活动,帮助家长更好地了解疾病知识,提供心理支持与康复指导,为罕见病儿童及其家庭提供全方位的医疗服务和温暖守护。

罕见病尽管单个病种发病率低,但全球已知的罕见病却有7 000多种,涉及的患者数量并不少。尤其在儿童中,罕见病的影响更加明显,会严重影响孩子的生长发育,甚至威胁生命。对于罕见病患者的家庭来说,最令人痛心的莫过于发现疾病时已为时过晚。

本书的编写旨在让更多的家长、医生和社会公众了解儿童罕见病的特征、早期症状和干预措施。作为儿科医生,我们深知罕见病的早期发现与干预对患儿的预后至关重要。因此,早期识别和及时干预不仅仅是医学问题,更是家庭的责任与对生命的尊重。

本书面向广大家长,尤其是希望获得遗传性疾病相关知识的家庭,以及对医学遗传学感兴趣的医务工作者。书中内容涵盖了罕见病的基础知识、早期识别的关键点、临床诊断流程、目前治疗和干预措施以及策略。我们希望,通过科普的力量帮助家长及早警觉可能存在的问题,指导他们在疑似罕见病的情况下如何寻求专业帮助。同时,也期望这本书能够成为临床医生的实用手册,帮助他们更好地识别和管理罕见病患儿。

每一个生命都值得被尊重,每一个孩子都应该拥有健康快乐的童年。

让我们携起手来,共同为罕见病儿童争取到宝贵的"黄金干预期"。希望这本书能够成为您身边的良师益友,帮助您在复杂的医学世界里,为孩子找到健康的曙光。

由于时间和水平的限制,本书尚有遗漏或不足之处,恳请同道们不吝指教。

编者

2024 年 9 月

目录

基础知识篇

一、罕见病现状

罕见病是发病率极低的疾病,通常每种罕见病在普通人群中的发病率不到 0.1%。虽然每种罕见病的患者人数较少,但由于罕见病种类繁多,累计起来,全球罕见病患者的总人数相当庞大。据美国食品药品管理局(Food and Drug Administration,FDA)统计,全球已知的罕见病约有 7 000 多种,其中大约 80% 属于遗传性疾病。

估计全世界罕见病患者总数超过 3 亿。根据中国对罕见病的定义(新生儿发病率小于 1/ 万、患病率小于 1/ 万、患病人数少于 14 万人的疾病),以中国 14 亿人口为基数,中国罕见病患者总数大约为 1 960 万,其中遗传性疾病患者约为 1 570 万。

罕见病的特点是病种繁多、病情严重和治疗困难。约 70% 的患者在出生时或儿童期就会发病,如果能够在早期识别和诊断这些疾病,并在功能尚未严重受损前进行有效干预和治疗,会对患者的病情转归会产生重大影响。

随着国家经济和公共健康事业的发展,多项政策实施逐步保障了罕见病的诊断和治疗。这些政策在鼓励"孤儿药"研发、规范罕见病诊疗和提供保障方面,取得了显著的突破和进展。

二、罕见病是怎么产生的

罕见病可由多种不同的因素引起的,包括遗传因素和非遗传因素如:环境因素和感染等,80% 的罕见病是由遗传因素造成的。罕见病的发生主要有以下几种原因:

(一)遗传因素

遗传病是由于遗传物质的改变导致的正常生理功能和代谢过程出现

异常。人类的遗传物质主要以染色体形式存在,染色体由 DNA 缠绕组蛋白形成。此外还有在细胞质中的线粒体 DNA。基因则是 DNA 上的可转递、可执行功能的元件。遗传物质的改变可能是遗传于父母,也可能是在父母的基因中并不存在的,子女自身发生的新变异。

1. **基因变异** 许多罕见病是由基因变异引起的,导致基因功能的异常或失效。例如,马方综合征(Marfan syndrome,曾称"马凡综合征")是由于 *FBN1* 基因变异引起的,囊性纤维化是由 *CFTR* 基因变异引起的遗传病。

2. **染色体异常** 染色体的数目或结构发生变化会导致遗传病。例如,唐氏综合征是由第 21 号染色体多了一条(即三体)引起的。

3. **线粒体变异** 一些罕见病是由线粒体 DNA 的变异引起的。这些疾病通过母系遗传,因为线粒体 DNA 几乎完全来自母亲。例如,莱伯遗传性视神经病变(Leber hereditary optic neuropathy,LHON;即"Leber 遗传性视神经病变")就是一种线粒体遗传病。

4. **体细胞变异** 是指发生在人体非生殖细胞(即体细胞)中的基因变异。如:胸膜间皮瘤和炎性肌纤维母细胞瘤等肿瘤性疾病、抗中性粒细胞胞质抗体(antineutrophil cytoplasmic antibody,ANCA)相关血管炎等结缔组织性疾病、阵发性睡眠性血红蛋白尿症(paro-xysmal nocturnal hemoglobinuria,PNH)等造血细胞克隆性疾病与体细胞变异有关。

5. **多基因遗传病** 由多个基因的共同作用以及环境因素引起。例如,糖尿病和高血压是多基因遗传病的例子。

(二)非遗传因素

尽管大多数罕见病与遗传有关,但仍有一部分罕见病是由非遗传因素引起的,但是环境因素、感染、内分泌功能异常等非遗传因素也可能增加了患罕见病的风险。

1. 环境因素　环境中的暴露物质、感染、营养不良等因素可能导致罕见病的发病。

2. 内分泌功能异常　内分泌系统的异常也可能引发罕见病。例如，自身免疫性垂体炎等罕见病就与内分泌系统的异常有关。

三、遗传性罕见病的遗传模式有哪些

遗传性罕见病的发生与基因变异密切相关，主要有以下五种遗传模式：

（一）常染色体显性遗传

对于常染色体，人存在有两个相同的基因拷贝，一个来源于父亲一个来源于母亲。常染色体显性遗传的疾病只需一个拷贝基因变异即可引发疾病。换句话说，携带一个变异基因的父母会表现出遗传病的症状，同时有 50% 的概率将该变异基因传给子女，子女会因此患病。例如，马方综合征是一种常染色体显性遗传病，患者通常表现为高个子、长肢体、心血管问题等。

常染色体显性遗传的特点是，每一代都有可能出现患病者，且男女患病概率相等。或者为新发变异，父母均不携带，在生育过程中出现的变异。这类疾病的遗传与性别无关，男女均有相同的风险。

（二）常染色体隐性遗传

常染色体隐性遗传的罕见病需要两个基因变异（分别来自父母双方）才能引发疾病。患儿父母双方均为变异携带者，他们的每个子女有 25% 的概率是正常人（无基因变异）、50% 的概率是携带者（仅携带一个基因变异，不发病）、25% 的概率是患病者（有两个基因变异）。例如，囊性纤维化是一种常染色体隐性遗传病,主要影响呼吸和消化系统。

常染色体隐性遗传的特点是,疾病可能不会连续多代出现,且男女患病概率相等。父母虽然健康,但可能是携带者,从而导致子女患病。

(三)X染色体显性遗传

这种遗传模式男性或女性携带均会发病,但女性有两条X染色体,所以主要影响女性,部分基因由于男性携带表型过于严重而无法出生。由于X染色体上的显性基因变异,携带变异的女性每个子女有50%的概率会遗传该变异。男性患者则会将变异传给所有的女儿,但不会传给儿子。例如,雷特综合征(Rett syndrome,即"Rett综合征")是一种X染色体显性遗传病,主要影响女孩,导致严重的认知和运动障碍。

X连锁显性遗传的特点是,在家族中通常表现为多代连续出现,女性患者数量多于男性患者。女性通常表现为较轻的症状,而男性通常表现较严重。

(四)X染色体隐性遗传

X染色体隐性遗传病通常在男性中表现出来,因为男性只有一条X染色体。当这条X染色体上存在基因变异时,男性会患病。女性必须携带两个变异基因才会患病(这种情况较为少见)。例如,血友病是一种X染色体隐性遗传病,导致血液不易凝固,患者通常是男性。

X染色体隐性遗传的特点是,常有隔代遗传的现象,患病男性通常隔一代出现,且常由携带致病基因的母亲遗传给子女。

(五)线粒体遗传

线粒体遗传病为母系遗传,因为线粒体DNA只从母亲遗传给子女。线粒体疾病常常涉及对能量需求较高的器官和组织,如神经系统、肌肉系统、心血管系统等,表现为肌无力、视力丧失、听力损失、癫痫和心脏病等多种症状。随着年龄的增长,线粒体疾病的症状可能加重。

线粒体遗传的特点是,母亲和所有子女都会有相同的疾病,但症状轻重和具体表现可能不同;而父亲的线粒体 DNA 不会影响子代。

以下为补充知识:

1. 染色体　染色体是携带遗传信息的结构,由 DNA 和蛋白质组成。每个人类细胞中通常有 46 条染色体,分别成对存在,共 23 对。其中 22 对为常染色体,与性别无关,第 23 对为性染色体,决定性别和某些性别相关特征。染色体在细胞分裂时传递遗传信息,确保新细胞具有相同的基因组。

2. 性染色体　性染色体包括 X 染色体和 Y 染色体,决定一个人的性别。女性有两条 X 染色体(XX),男性有一条 X 染色体和一条 Y 染色体(XY)。性染色体上携带的基因决定了许多性别相关的特征和遗传病。例如,红绿色盲和血友病等 X 连锁隐性遗传病主要影响男性,因为男性只有一条 X 染色体,一旦携带变异基因便会发病。

3. 线粒体　线粒体是细胞中的能量工厂,负责将食物中的能量转化为细胞可用的 ATP。线粒体拥有自己的 DNA(mtDNA),与细胞核 DNA 不同,mtDNA 只能从母亲遗传给子女。线粒体基因变异可能导致线粒体功能障碍,引发涉及多个器官和系统的疾病,如肌无力和神经退行性疾病。由于线粒体 DNA 只来自母亲,线粒体疾病仅通过母系传递。

四、遗传病一定是从父母传递下来的吗

遗传病不一定都是从父母遗传过来的。虽然很多遗传病确实是由父母通过遗传基因变异传递给子女,但也有其他方式导致遗传病的产生:

1. 新发变异　一些遗传病是由于在精子或卵子形成过程中发生的新

变异导致的,这些变异在父母的基因中并不存在。新变异的产生可能是由于 DNA 复制过程中的错误或其他外部因素。任何一个遗传病都可能来自携带致病基因的父母,也可能为新发变异导致的。

2. 体细胞变异　在个体的发育过程中,某些细胞的基因可能发生变异,这些变异不会遗传给下一代,但会导致个体患病。例如,许多肿瘤就是由体细胞变异引起的。

3. 多基因遗传病　这些疾病是由多个基因和环境因素共同作用引起的,上一代可能携带某些易感基因,但环境因素也起到重要作用。例如,心脏病和糖尿病等复杂疾病。

五、如何判断一个家庭是否有遗传病风险

基础知识篇

判断一个家庭是否有遗传病的风险,需要详细分析家族成员的发病情况和病史。通过以下几个关键步骤和方法,可以帮助您评估家族是否存在遗传病的可能:

(一)绘制家族树

家族树(或称为家谱)是识别遗传病风险的基础工具。通过记录几代家族成员的健康信息,可以更清晰地看到疾病在家族中的分布情况。如何绘制家族树呢?

1. 记录三代人　至少包括祖父母、父母、兄弟姐妹以及咨询者和咨询者的子女。

2. 标注性别　用方框代表男性,用圆圈代表女性。

3. 标明发病情况　在患病成员的图形中填充颜色或添加符号表示。

4. 记录发病年龄　标明每个患病成员的发病年龄,因为某些遗传病在特定年龄段发病。

（二）了解家族病史

家族病史是判断遗传病风险的重要依据。以下问题有助于收集家族病史信息：

1. 有无近亲结婚　近亲结婚增加了隐性遗传病出现的风险。

2. 多代重复发病　例如同一种疾病在多代人中重复出现，特别是父母和子女或兄弟姐妹之间。

3. 特定疾病的集中发病　某些家族可能会有多位成员患上相同或类似的疾病。

4. 早发病　某些疾病如果在年轻时发病，更可能具有遗传性。

（三）识别常见遗传病特征

以下是一些可能提示家族存在遗传病风险的特征：

1. 多名成员患同一疾病　例如家族中多名成员都患有同一种癌症、肾脏疾病或心脏病。

2. 多系统受累　例如一个人同时有心脏问题、听力丧失和眼部疾病，这可能是某种遗传综合征的表现。

3. 家族成员有类似的症状　例如多人有智力障碍、运动障碍等。

（四）遗传咨询

如果您怀疑家族中存在遗传病，可以就诊遗传科或者遗传咨询门诊，遗传咨询包括以下内容：

1. 评估遗传风险　通过家族史和医学检查，评估家族成员的遗传病风险。

2. 提供基因检测建议　如果有必要，可以进行基因检测以确认是否存在相关的遗传变异。

3. 制定预防策略　为有风险的家庭成员提供预防性建议,如辅助生殖、定期体检和健康管理。

(五) 基因检测

通过基因检测可以帮助确定是否存在遗传病的风险。基因检测可以检测出家族中是否存在特定的致病基因变异,帮助早期发现和预防疾病。基因检测的步骤:

1. 确定检测目的　确定是否需要检测,是否有具体的目标疾病。

2. 选择合适的检测机构　选择有资质的基因检测机构。

3. 获取专业建议　在进行检测前,咨询遗传学专家或专科医生的建议,以了解检测结果的意义和可能的影响。

总之,通过家族病史分析、绘制家系图、了解常见遗传病特征、咨询遗传专家和进行基因检测,您可以更好地评估家族是否有遗传病的风险。

六、什么是基因检测

基因是生命的密码,是控制和调节生命活动的基础单位。基因检测是一种通过采集血液、唾液或羊水细胞等样本,对其中含有 DNA 进行分析的技术。它可以检测并分析体内的基因信息,了解基因类型、基因变异及其功能是否正常。基因检测不仅能够帮助诊断现有的疾病,同时还能从一定角度上,预知身体患某些疾病的风险。因而人们可以通过了解自己的基因信息以获得某些疾病的发病风险,并针对性地改善生活环境和生活习惯,避免或延缓疾病的发生。

(一) 基因检测在罕见病领域中的重要作用

1. 确诊和鉴别诊断　许多罕见病患者会经历长时间的不明原因症状。基因检测能够帮助医生确认罕见病的诊断,甚至区分不同的罕见病亚型,这对于治疗和管理患者至关重要。

2. 遗传咨询和风险评估 由于罕见病通常具有遗传性,基因检测可以确定患者的遗传突变,帮助家庭成员了解自己的遗传风险。这对家庭规划和生育决策非常重要。

3. 个体化治疗 一些罕见病的治疗可能因个体的基因变异而有所不同。基因检测可以帮助医生为患者制定更个性化的治疗方案,提高治疗效果并减少不良反应的发生。

4. 了解病因和疾病机制 基因检测有助于医生、患者及其家属更好地了解罕见病的病因和疾病机制,从而为新治疗方法和药物开发提供重要线索。

(二) 进行基因检测的注意事项

基因检测可以揭示个人的遗传信息,对疾病风险和遗传特征等提供有价值的线索。然而,在进行基因检测之前和过程中,有一些关键注意事项需要了解,以确保检测结果的准确性和科学性,并充分理解检测结果的意义。

1. 选择合适的检测项目 确定检测目的和目标疾病,选择最适合的基因检测项目,以获得最有用的信息。

2. 样本的采集

(1) 血液样本:通常从手臂静脉采集几毫升血液,血液中含有大量的白细胞,这些白细胞中富含 DNA。

(2) 唾液样本:通过采集唾液或口腔内的黏膜细胞获取 DNA,方法简单且无创。

(3) 母体血液样本:用于无创产前筛查(noninvasive prenatal testing, NIPT),检测母体血液中的胎儿游离 DNA(cfDNA),主要用于筛查胎儿染色体非整倍体异常,如 21- 三体综合征(唐氏综合征)、18- 三体综合征和 13- 三体综合征。

（4）绒毛膜细胞、羊水细胞等：通常用于产前诊断诊断，检测胎儿是否患有某种遗传性疾病。

（5）其他样本：如头发、指甲、尿液等，具体选择视检测目的而定。

（三）检测前的咨询与准备

1. 遗传咨询

（1）了解检测内容：通过遗传咨询，了解检测的目的、检测范围、可能的结果和意义。

（2）评估遗传风险：咨询师可以帮助评估您的家族遗传史和潜在遗传疾病的风险，并解释基因检测如何帮助您了解这些风险。

（3）知情同意

1）阅读同意书：在进行基因检测前，您需要签署知情同意书，确保您了解检测的目的、过程、可能的风险和结果的使用。

2）隐私保护：了解检测机构如何保护您的个人隐私和数据安全，确保您的基因信息不会被滥用。

2. 理解和处理检测结果

（1）专业报告：检测结果通常会以详细的报告形式呈现，可能包含复杂的医学和遗传信息。确保您能够获得专业的解释。

（2）情绪管理：基因检测结果可能会揭示与健康和遗传疾病相关的重大信息，准备好接受这些信息的心理准备。

3. 医疗建议

（1）医学跟进：如果检测结果显示有疾病风险，及时与医生讨论并制定合适的治疗和预防方案。

（2）家族成员检测：考虑让家族成员也进行相关基因检测，以了解他们的遗传风险。

4. 了解检测的局限性

(1) 检测技术局限：目前的基因检测技术无法检测和解释所有的基因变异，某些罕见或未知的变异可能无法被发现。

(2) 环境和生活方式因素：基因检测只能揭示遗传因素，无法发现环境和生活方式对健康的影响。

(3) 临床意义不明的变异：一些基因变异的临床意义可能尚不明确，需要进一步的研究和数据积累。

基因检测可以为个人健康和疾病预防提供重要信息，但在进行检测前需要了解和注意上述事项，以确保检测的有效性和科学性。通过合理的准备和咨询，您可以更好地理解和利用基因检测结果，进行个性化的健康管理。

七、什么是遗传病的三级预防，各有哪些措施

遗传病的三级预防是一种系统的策略，通过不同阶段的干预手段来预防、早期发现和治疗遗传病，从而减少疾病发生的概率和严重性。三级预防体系包括一级预防、二级预防和三级预防，分别在不同的时间点和方式上进行干预。

（一）一级预防

一级预防旨在防止遗传病的发生，通过在疾病发生之前采取措施来降低患病风险，主要集中在孕前，主要有以下方法：

1. 婚前和孕前咨询

(1) 遗传咨询：了解家族病史和基因信息，评估潜在的遗传风险，并提供建议，帮助准父母作出知情的生育决策。

(2) 婚前体检：通过体检筛查可能影响生育健康的疾病和遗传风险，提供早期干预。

2. 遗传学检测

（1）基因检测：若夫妻一方为患者或存在可能的遗传病家族史，通过检测潜在的致病基因突变，以评估生育风险。常见的检测方法包括全外显子组测序和目标基因检测。

（2）携带者筛查：检查夫妻是否为同一隐性遗传病的携带者，以了解生育相应遗传病患儿的风险。

（二）二级预防

二级预防旨在通过孕期一系列的筛查手段，发现可能发生出生缺陷或者遗传病的胎儿，通过产前诊断的方法进行确诊，在产前进行防控。

二级预防主要有以下方法：

1. 产前筛查和诊断

（1）超声检查：通过超声波检测胎儿的结构异常，如心脏缺陷、脑积水等。

（2）产前筛查：通过超声波、母体血清学检测和无创产前筛查（NIPT），明确胎儿是否存在结构异常及评估胎儿患染色体异常和某些遗传病的风险。NIPT 检测母体血液中的胎儿游离 DNA，筛查胎儿染色体非整倍体异常，如唐氏综合征，通常在孕 12~22 周进行。

（3）产前诊断：通过绒毛膜穿刺、羊水穿刺等技术进行胎儿染色体和基因检测，确认胎儿是否患有某种遗传性疾病。通常绒毛膜细胞检测在妊娠早期（孕 12~14 周），羊水穿刺在妊娠 17~25 周进行。

2. 胎儿治疗

（1）宫内治疗：对于某些可治疗的遗传病，如胎儿贫血，通过宫内输血或手术进行早期干预。

（2）药物治疗：某些遗传性疾病可能在胎儿期进行药物治疗，以减少疾病的影响。

(三) 三级预防

三级预防是通过出生后的早期诊断和干预,采取及时有效地针对性治疗措施,减少损伤,预防和避免严重后果的发生。

1. 新生儿疾病筛查 采集新生儿足跟血进行代谢病、内分泌疾病等筛查,旨在尽早发现新生儿的遗传性疾病,以便及时干预。如苯丙酮尿症、先天性甲状腺功能减退症等。

2. 听力筛查 使用耳声发射等方法检查新生儿听力问题,早期干预可以防止听力障碍对语言发育的影响。

3. 先天性心脏病筛查 通过脉搏血氧饱和度测试检测先天性心脏病,早期发现和治疗可以改善预后。

八、有遗传病家族史的家庭如何生育健康的宝宝

如果夫妇一方或双方有遗传病家族史,在备孕前一定要进行遗传咨询,了解家族成员患病情况、进行相关遗传病的检测、在充分了解检测结果的情况下选择最佳的生育方案,主要有以下步骤和措施:

1. 遗传咨询 首先应进行专业的遗传咨询,专业的遗传咨询师可以帮助评估家族中遗传病的风险,并解释不同遗传病的遗传模式。

2. 遗传检测 根据具体情况,备孕夫妇有必要选择进行遗传有关的检测,包括基因检测和染色体分析等,明确是不是某些遗传病的携带者或患者,以采取不同的生育方案。

3. 辅助生殖技术 对于有高风险遗传病的家庭,可以选择一些辅助生殖技术,如卵胞质内单精子注射(intracytoplasmic sperm injection,ICSI)结合胚胎植入前遗传学检测(preimplantation genetic testing,PGT)。这可以在胚胎移植前检测出是否携带遗传病,从而选择健康的胚

胎进行移植。

4. 孕期检查　怀孕后,可以通过一些产前检测(如无创产前筛查、胎儿羊水染色体芯片,或羊水全外显子测序等)来检测胎儿的健康状况。

5. 基因编辑　未来,基因编辑技术 [如成簇规律间隔短回文重复(clustered regulatory interspaced short palindromic repeat,CRISPR)]可能会成为防止遗传病传递的有力工具,但目前这一技术还在研究和开发阶段,尚未广泛应用于临床。

通过科学的检查和技术干预,有遗传病家族史的家庭也有可能生育健康的宝宝。每个家庭的情况不同,建议在专业医生和遗传咨询师的指导下作出最合适的选择。

九、遗传病的早期干预和治疗措施有哪些

早期干预是指在遗传病可能出现症状之前或在症状刚出现时,采取一系列医疗、康复和支持性措施,来预防或减轻疾病对个体的影响。早期干预的目标是通过早期检测和治疗,尽可能避免或减轻疾病对身体和心理的伤害,提高患者的生活质量。

(一) 个体化营养管理

个体化营养管理是根据遗传病的特性为患者提供适当的营养支持,预防或减轻病情。

1. 特殊饮食　例如,苯丙酮尿症患者需要严格控制苯丙氨酸的摄入,进行低苯丙氨酸饮食。

2. 营养补充　对一些代谢性疾病患者,补充特定的维生素和矿物质,如甲基丙二酸血症(methylmalonic academia)患者需要补充左旋肉碱。

（二）药物治疗

药物治疗旨在通过药物控制或减缓遗传病的进展,提高患者的生活质量。

1. 代谢调节　通过药物或其他手段调节体内代谢过程,以纠正由于遗传病导致的代谢异常。例如,先天性肾上腺皮质增生症患者服用激素药物来平衡体内的激素水平。

2. 酶替代治疗　通过注射或口服补充体内缺失的酶,以替代因遗传缺陷导致的酶缺乏。比如,戈谢病(Gaucher disease)患者需要定期注射酶制剂来补充患者体内缺失的葡糖脑苷脂酶。

（三）基因治疗

基因治疗是通过基因修复、基因替代或基因编辑技术,直接修复或替换致病基因。

1. 基因编辑　如 CRISPR/Cas9 技术,通过编辑基因来修复或替代致病基因,适用于某些单基因遗传病。

2. 基因转移　将健康基因转移到患者体内,如将正常的 β - 珠蛋白基因导入地中海贫血患者的造血干细胞中,纠正基因缺陷。

（四）物理治疗和康复

物理治疗和康复通过专业的物理和康复措施,帮助遗传病患者改善身体功能,提高生活质量。

1. 运动训练　通过定制的运动计划,改善患者的运动能力和肌肉力量,如用于肌肉萎缩症患者的康复训练。

2. 功能性康复　通过物理疗法和作业疗法,帮助患者恢复或维持日常生活功能,如改善神经系统疾病患者的行动能力。

（五）心理支持和社会服务

心理支持和社会服务旨在帮助遗传病患者及其家庭应对心理和社会挑战,提高生活质量。

1. 心理咨询　提供专业心理咨询,帮助患者及家属应对疾病带来的心理压力和情绪问题。

2. 社会服务　提供社会支持和资源,如法律咨询、社会福利等,帮助患者及家庭获得所需的支持和服务。

早期干预在遗传病的管理中起着至关重要的作用,通过综合的干预措施,可以有效地预防或减轻疾病的影响,提高患者的生活质量和社会适应能力。随着医学科技的不断进步,早期干预的手段和方法也在不断丰富和完善,为更多遗传病患者带来希望和改善。

疾 病 篇

（一）疾病描述

脊髓性肌萎缩（spinal muscular atrophy，SMA；即"脊髓性肌萎缩症"）是一种由于运动神经元存活基因 1（*SMN1*）变异引起的神经变性病。表现为对称性的肌无力和肌萎缩，会导致患者丧失运动功能甚至呼吸衰竭而死亡。脊髓性肌萎缩是最常见的婴儿期致死性疾病，发病率约为 1/10 000，人群携带率约为 1/50。

（二）发病原因

95% 的 SMA 是由运动神经元存活基因 1（*SMN1*）的变异引起的。*SMN1* 基因会产生运动神经元存活蛋白（SMN 蛋白），对维持脊髓运动神经元的存活至关重要。SMA 患者的 *SMN1* 基因变异会引起 SMN 蛋白产生不足，导致运动神经元死亡和功能障碍，导致患者肌肉无力，逐渐影响日常生活甚至危及生命。

SMA 为常染色体隐性遗传，大约 98% 患者的父母为无症状的 *SMN1* 基因变异携带者，仅有 2% 的新发变异所致。双方均为 *SMN1* 基因携带者的夫妇有 25% 的概率生育患有脊肌萎缩症的下一代。

（三）临床表现

SMA 主要为躯干及四肢进行性的肌无力、肌张力低。肌无力呈对称性，下肢明显重于上肢，远端重于近端，患者最终死于呼吸衰竭和严重的肺部感染。根据患者发病年龄和疾病严重程度，将 SMA 分为 5 个亚型。SMA 0 型最重，SMA Ⅳ 型较轻。

1. SMA 0 型　为不常见的类型，发生在产前，表现为妊娠期胎动减少，如不治疗常于 1 岁内死亡，为最严重的一种类型。

2. SMA Ⅰ型(婴儿型) 最常见,多于出生后 6 个月内起病,发病急、进展快,表现为全身肌肉松软无力,不能独坐或行走,大多数患儿有吸吮和吞咽困难。仰卧时,双上肢弯曲、外展呈蛙腿体态,且不能抬离床面。患儿吸气时,腹部膨隆二胸部内陷,似钟形。多于两岁内死于呼吸肌麻痹、肺部感染。

3. SMA Ⅱ型(中间型) 通常在出生后 6~18 个月发病,患儿可独坐,但不能独立站立和行走,早期出现脊柱侧弯和变形,70% 能存活至 25 岁。

4. SMA Ⅲ型(少年型) 常于 2~17 岁起病,多数仅表现有肌力弱。患者生后一年内运动发育正常,一般在 18 个月后开始出现四肢近端无力,可能会逐渐失去独立行走的能力。病情进展缓慢,一般不影响寿命。

5. SMA Ⅳ型 一般于 30 岁以后发病,主要表现是缓慢逐渐发生的上下肢近端无力和肌肉萎缩,出现上楼困难等轻度的运动功能受损表现,一般正常寿命。

(四) 疾病诊断

SMA 诊断的金标准为 *SMN1* 基因检测。SMA 的主要变异类型为 *SMN1* 基因第 7 或第 7、8 外显子纯合缺失变异,在我国 SMA 患者中约占 95%。另一种变异类型为复合杂合变异,即 1 个 *SMN1* 基因缺失伴随另 1 个 *SMN1* 基因内的微小变异,约占 5%。*SMN2* 基因是 *SMN1* 基因的修饰基因,患者携带的 *SMN2* 拷贝数越多,表型越轻,可影响疾病的严重程度及进展。

临床诊断,患者出现对称性进行性四肢肌力下降伴肌萎缩,四肢肌张力明显下降,腱反射减低或消失。肌电图显示广泛神经源性损害。病史和辅助检查不支持先天性肌病、先天性及各类肌营养不良、代谢性肌病、重症肌无力、先天性肌无力综合征、周围神经病、普拉德 - 威利综合征等。

（五）治疗

针对 SMA 基因缺陷及病理生理机制,通过不同手段提升 SMN 蛋白水平,从而改变疾病发展进程的治疗药物,称为疾病修正治疗(disease modifying treatment,DMT)药物。目前 SMA 已有 3 种 DMT 药物在全球范围内上市。

1. 诺西那生　是一种反义寡核苷酸药物,需鞘内注射。它可使更多 *SMN2* 基因外显子 7 剪切进入成熟 mRNA,从而转录产生包含 7 号外显子的全长 mRNA,生成正常 SMN 蛋白而发挥生理作用。

2. 利司扑兰　是一种口服小分子药物,同样针对 *SMN2* 基因前体 mRNA 的剪切调节,使得更多外显子 7 得以剪切进入成熟 mRNA,生成全长 mRNA,进一步翻译生成正常 SMN 蛋白发挥生理作用。

3. Zolgensma(OAV-101)　是一种基因替代治疗药物。由重组腺相关病毒 9 型(adeno-associated virus-9,AAV9)载体运输,并改造其基因组装载 *SMN1* 基因编码 DNA 序列及配套启动子、增强子、内含子、polyA 尾等。病毒载体进入运动神经元后,导入的外源基因组独立存在,不整合入人体基因组,并开始持续转录翻译产生 SMN 蛋白,发挥相应生理作用。

除了上述针对基因缺陷、靶向 SMN 蛋白提升的 DMT 药物,还有针对 SMA 其他病理生理过程的药物在不同研发阶段,如钙离子稳定剂(reldesemtiv)、myostatin 单克隆抗体(SRK-015)等。一些已上市的药物,如沙丁胺醇、丙戊酸钠,也有少量超说明书应用。

对于 SMA 患儿,系统的康复训练也是重要的治疗手段之一。进行有规律的体育锻炼,如游泳等,可帮助患儿加强肌肉力量,增加骨密度,提高肠活动度。合适的运动对恢复患儿的自尊,融入社会和保持心理健康十分重要。适当的医学干预如姿势的矫正、控制疼痛、控制挛缩等可延长患儿的生存期,减轻生活负担。

(六)预防

SMA 作为常染色体隐性遗传疾病,绝大多数情况下,患者父母均为携带者,从而导致 1/4 概率生育 SMA 患儿。携带者结婚生育时均需遗传咨询,必要时产前诊断。建议 SMA 患者父母在生殖遗传科进行遗传咨询,指导再次生育产前诊断。

轻型 SMA 患者如准备生育,后代患病风险主要由其配偶 SMN1 基因情况所决定,应对其配偶进行携带者检测,若其配偶亦为携带者,则应进行产前诊断。相关检测及所需采取措施,建议生殖遗传科就诊。此外,患者后代必然携带 SMN1 致病变异,在生育时也应进行配偶携带者检测,必要时需行产前诊断。

对于无 SMA 家族史的一般夫妇,若有评估生育 SMA 患儿风险的意愿,也可进行孕前筛查。建议生殖遗传科就诊,详细遗传咨询后,进行携带者筛查。

二、白化病

(一)疾病描述

白化病(albinism)是指一类由于酪氨酸酶基因(TYR)变异引起的黑色素减少或缺乏形成的遗传性疾病。表现为白色或浅色的皮肤和头发,眼睛颜色也从暗灰蓝色到棕色不等,甚至可能出现粉色。患病率因不同群体而定,例如英国为 1/2 000,美国白种人为 1/4 000,美国黑种人为 1/1 400,中国的发病率为 1/20 000~1/10 000。

（二）发病原因

白化病具有遗传异质性，与黑色素形成及转运相关的多种基因缺陷均可导致疾病的发生。目前认为白化病的发病机制主要有两种：一是色素合成途径中的关键分子如酪氨酸酶等的缺陷，主要导致非综合征型白化病。二是负责运送这些关键分子到黑色素小体的运输复合物的缺陷，主要导致综合征型白化病。

（三）临床表现

白化病患者主要表现皮肤、毛发和 / 或眼底色素减少，分为两个类型：眼、皮肤、毛发均有色素缺乏的眼皮肤白化病（oculocutaneous albinism，OCA）和仅有眼部色素缺乏的眼白化病（ocular albinism，OA）。

1. 眼皮肤白化病

（1）1 型最常见，也是最严重的一个类型。患者皮肤、毛发和眼睛完全没有色素，皮肤呈白色或粉红色，毛发为白色或淡黄色，对紫外线敏感，虹膜透明还伴有不同程度的眼球震颤、畏光。

（2）2 型患者出生时额头上方可有一撮白发，皮肤、头发和眼睛的色素随年龄增加，到青春期可有显著改善。额、鼻、胸腹部可有大小不等的色素脱落斑，有的患者可有单侧虹膜色素缺乏、眼底白斑、斜视及弱视等。

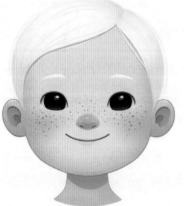

（3）3 型患者出生时皮肤、头发残留少量色素，呈浅褐色。蓝色或褐色虹膜，可伴有眼球震颤和视力下降。

2. 眼白化病　仅有眼部色素缺乏，皮肤可见大黑色素小体。

根据临床表现和致病基因不同，白化病还可分为非综合征型和综合征型。

非综合征型白化病仅累及皮肤、毛发和 / 或眼,其他器官一般不受累及。综合征型白化病具有眼皮肤白化病的表型,还可以合并其他器官或系统的异常,可能累及多个器官,甚至导致死亡。

(四)疾病诊断

典型的白化病可依据皮肤、毛发颜色和眼部症状作出临床诊断。皮肤组织病理学检测可见表皮黑素减少,但黑素细胞数目正常。眼科检查除肉眼观察虹膜颜色、眼球震颤和视力检查外,需要借助一些专科设备如裂隙灯显微镜、眼光学相干断层扫描、红外视频眼震仪、眼电生理仪等进行检查。

不同亚型的白化病表型差异很大,很难仅根据临床表型对其作出准确的诊断。基因检测则是各亚型鉴别诊断最为可靠的方法。

(五)治疗

目前无法根治,主要为对症处理。白化病的主要危害是对视力的损害,可以通过使用太阳镜、滤光镜来改善视力问题。眼球震颤、斜视者可通过手术矫正改善外观。使用棱镜改善头部姿势异常。减少日晒时间、使用护肤剂和在户外活动时穿戴防晒帽衫也有助于保护皮肤。由于特殊外貌可能引发心理问题,患者可寻求白化病患者组织和心理医师的帮助。

(六)预防

如果家族中有白化病患者,建议进行遗传咨询,必要时进行基因检测确定是否存在基因缺陷导致白化病的可能性,以及了解下一代患白化病的概率。眼白化病为 X 连锁隐性遗传,如果母亲为基因携带者,男孩可能患病,女孩通常为携带者;眼皮肤白化病通常为常染色体隐性遗传,若父母均为携带者,子女患病概率为 1/4,可通过辅助生殖技术降低出生缺陷的发生。近亲结婚会增加患遗传病的风险。

三、苯丙酮尿症

(一)疾病描述

苯丙酮尿症(phenylketonuria,PKU)是一种遗传性代谢疾病,由于苯丙氨酸羟化酶(phenylalanine hydroxylase,PAH)缺乏或功能异常,导致苯丙氨酸在体内积累,并从尿中大量排出。未能及时诊断和治疗的PKU 会对神经系统造成损害,导致智力发育迟缓等问题。因此,早期诊断和干预至关重要。PKU 的发病率随人种和民族而异,我国的发病率为6.43/10 万。

(二)发病原因

苯丙氨酸(phenylalanine,Phe)是人体必需的氨基酸之一。由于苯丙氨酸羟化酶(PAH)基因变异,导致肝脏中苯丙氨酸羟化酶缺乏,是导致本病的主要原因。根据发生变异的碱基对不同,引起临床表现的严重程度有很大差异,可表现为典型 PKU 或轻度高苯丙氨酸血症。

(三)临床表现

患儿出生时都正常,一般在 3~6 月龄时出现症状,1 岁时症状明显。临床主要表现为:

1. 精神发育迟缓　PKU 患儿除躯体生长发育迟缓外,主要表现在智力发育迟缓,智商低于同龄正常儿,患儿生后 4~9 个月即可发现。重型者智商低于 50,语言发育障碍尤为明显,这些表现提示大脑发育障碍。

2. 神经精神表现　表现为有脑萎缩以及小脑畸形,抽搐反复发作会随年龄增大而减轻。肌张力增高,反射亢进,常有兴奋不安、多动和异常行为。

3. 皮肤毛发表现　皮肤常干燥,易有湿疹和皮肤划痕症。由于酪氨酸酶受抑,黑色素合成减少,故患儿毛发色淡而呈棕色。

4. 其他　汗液和尿有霉臭味或鼠气味。

(四) 疾病诊断

PKU 是少数可治性遗传代谢疾病之一,在疾病未出现症状前进行确诊和治疗可避免神经系统的不可逆损伤。因此,实验室诊断为早期确诊的主要方法,苯丙酮尿症的诊断方法:

1. 新生儿筛查　苯丙酮尿症是我国首个被纳入新生儿筛查的疾病,覆盖率已经超过了 90%,成为重要的公共卫生项目。通常在出生后 48 小时至 7 天内采集新生儿足跟血液,检测血液中的苯丙氨酸水平。初筛阳性者进行血液苯丙氨酸浓度测定、尿液有机酸分析及基因检测。

2. 基因检测　通过基因检测明确人体内是否存在导致本病的 *PAH* 基因变异,提供遗传咨询和家族筛查的依据。

3. 神经发育评估　对于确诊的 PKU 患者,定期评估神经发育情况,包括语言、认知、运动等方面的发育状况,及时发现和干预可能的发育障碍。

4. 影像学检查　对于有神经系统症状的患者,进行脑部影像检查。检测大脑是否存在结构异常或损伤,辅助评估病情严重程度。

PKU 诊断涉及多种检测方法,通过系统化的筛查和检测,能够有效地识别 PKU 患者,并实施必要的治疗和管理,保障患者的健康和正常发育。

(五) 治疗

患者需暂停天然饮食,母乳喂养也需要暂停,但切勿断奶,以便在控制血苯丙氨酸浓度后可添加母乳。治疗使用无苯丙氨酸的特殊配方奶，满足儿童生长发育需求。

治疗后血苯丙氨酸一般在 4 天左右明显下降，之后可逐渐添加天然食物，首选母乳，因为其苯丙氨酸含量低。较大婴儿及儿童可使用无苯丙氨酸蛋白粉或奶粉，添加食品应以低蛋白、低苯丙氨酸食物为原则，其量和次数随血苯丙氨酸浓度而定。每位患者能添加的食物种类与量因人而异，与酶的缺陷严重程度有关。

苯丙酮尿症患儿，建议空腹或喂奶 2 小时后监测血苯丙氨酸浓度，以确保其在理想范围内。治疗初期每 3 天测定一次，稳定后可调整。应急情况下或食谱变化后需密切监测。年长儿童的饮食治疗需家长和学校配合，并做好患者的心理辅导，定期进行体格和智力发育评估。

（六）预防

开展新生儿疾病筛查、人群携带者筛查、高风险孕妇进行产前诊断及避免近亲结婚可以预防疾病的发生。早期诊断对 PKU 的治疗和管理至关重要：通过早期干预和饮食管理，可以显著降低智力发育迟缓的风险；及时的诊断和管理有助于患者过上正常的生活，减少疾病带来的负面影响。

四、21- 羟化酶缺乏症

（一）疾病描述

21- 羟化酶缺乏症（21-hydroxylase deficiency，21-OHD）是最先发现、研究最多和最常见的一种先天性肾上腺皮质增生（congenital adrenal cortical hyperplasia，CAH），该酶缺乏导致糖皮质和 / 或盐皮质类固醇减少，促肾上腺皮质激素（adrenocorticotropic hormone，ACTH）和雄激素（androgen）分泌增多，患者出现男性化和失盐症状，严重时威胁生命；高雄激素血症使女性男性化，导致骨龄加速进展、矮身材以及青春发育异常，并影响生育能力。21- 羟化酶缺乏症发病率为 1/20 000~1/10 000。

（二）发病原因

21- 羟化酶缺乏症是由于编码 21- 羟化酶的 *CYP21A2* 基因缺陷导致皮质类固醇合成障碍的一种先天性疾病，呈常染色体隐性遗传。

（三）临床表现

羟化酶缺乏症临床表现多样，严重程度各异，主要取决于患者体内 21- 羟化酶的残留活性。对于残留酶活性极低或完全无活性的患者，症状通常较为严重，甚至可能危及生命。

对于严重缺乏 21- 羟化酶的患者，在新生儿期即可出现明显的症状。患儿可能出现呕吐、拒食、体重不增等喂养困难的表现，同时可能伴有精神萎靡、嗜睡等神经系统症状。由于醛固酮和皮质醇的完全缺乏，患儿还可能出现严重的代谢紊乱，如低钠血症、高钾血症等，甚至可能出现低血容量性休克等肾上腺危象表现。对于女性患儿，由于雄激素生成增多，可能出现外生殖器男性化的表现，如阴蒂肥大、大阴唇融合等。

对于残留酶活性稍高的患者，症状可能相对较轻，但仍会对患儿的生长发育产生不良影响。患儿可能出现生长发育迟缓、骨龄延迟等症状，同时可能伴有皮肤色素沉着、多毛等体征。在青春期，由于性激素分泌异常，患者可能出现性早熟、月经异常等症状。

对于非经典型 21- 羟化酶缺乏症患者，由于症状较为轻微，可能在儿童期甚至青春期才被发现。这类患者可能出现阴毛早发育、多毛、痤疮等症状，同时可能伴有月经紊乱、闭经等生殖系统问题。由于症状相对较轻，这类患者往往容易被忽视，导致诊断延误。

（四）疾病诊断

新生儿出现外阴性别辨别模糊、失盐危象、低血压等应考虑 *CYP21* 缺陷症,成长过程中逐渐出现高雄激素血症表现,如女性男性化型、身材比同龄儿童高,骨龄提前,青春期月经稀少或闭经等,可进行实验室检查:

1. 相关激素检测　血清 17-OHP 升高是 21-OHD 的特异性诊断指标和主要治疗监测指标。皮质醇和 ACTH、雄激素、血浆肾素浓度或肾素活性、血管紧张素 II 和醛固酮等检测有助于疾病的诊断。

2. 影像学　肾上腺的 B 超和 CT 等影像学检查有助于肾上腺肿瘤或其他肾上腺(发育不良)病变鉴别。女性应完善子宫、双附件 B 超,2 岁开始需检查骨龄。

3. 基因检测　该病是 *CYP21A2* 基因变异所致遗传性疾病,基因检测是诊断 21 羟化酶缺乏症的金标准,21- 羟化酶基因缺陷导致酶活性下降的程度直接决定了临床表现的严重程度,且基因型与临床表现之间高度吻合,基因型的鉴定对临床诊疗有指导意义。

（五）治疗

21-OHD 的治疗主要是皮质醇替代治疗。治疗包括糖皮质激素和盐皮质激素。糖皮质激素的剂量和剂型需根据患者的类型和生长时期来确定,需要监测不良反应。对失盐型患者需要联合使用盐皮质激素。而在应激情况下,例如发热、感染、手术等,需增加皮质醇的剂量。在 21-OHD 危象发作时,需要给予大剂量的氢化可的松和补充足够的钠盐来纠正低血钠。对于无明显症状的非典型 21-OHD 患者,一般不需要用糖皮质激素替代治疗,如果出现临床症状,可以考虑使用糖皮质激素治疗,一旦症状缓解或消失,治疗可以停止。

对于儿童患者,家长和医护人员需要密切关注他们的生长和发育情况,及时发现并处理可能出现的并发症。对于青少年和成人患者,我们需要关注他们的心理健康和社会适应能力,帮助他们建立积极的生活态度和良好的人际关系。

(六)预防

新生儿筛查可帮助早期发现 21-OHD 患儿,避免肾上腺危象和高雄激素血症对生长、生殖功能的影响。遗传咨询旨在避免遗传风险,对已经生过一个 21-OHD 的夫妇和确诊是 21-OHD 患者实行生育指导。已经生过一个 21-OHD 的夫妇再有生育计划时建议作产前诊断,需在产前诊断机构进行羊水基因检测。

五、遗传性耳聋

(一)疾病描述

听觉系统中传音、感音及其听觉传导通路中的听神经和各级中枢发生病变,引起听功能障碍,产生不同程度的听力减退,统称为耳聋。我国每1 000 个新生儿有 2~3 名聋儿,每年新增听力残疾人逾 3 万,60% 听障者是由基因变异导致的遗传性耳聋(hereditary deafness)。先天性耳聋是一种可以矫正的疾病,通过植入人工耳蜗或佩戴助听器可以使先天性听力障碍恢复听力并建立语言能力,基因治疗也是未来治疗遗传性听力障碍的手段之一。

(二)发病原因

耳聋可由遗传性因素和非遗传性因素导致,遗传因素包括自身的耳聋基因缺陷致病,或者由于基因缺失和多态性造成的对致聋环境因素易感性增加而致病,非遗传性因素主要包括妊娠和分娩过程中的某些并发症,如:孕期感染、接触有毒有害物质、不当使用耳毒性药物,新生儿低出生体重、出生窒息、高胆红素血症等。

60%的耳聋是由耳聋基因变异导致的遗传性耳聋,其中约70%为非综合征性耳聋。非综合征性耳聋按遗传方式划分包括常染色体隐性非综合征性耳聋(主要致病基因为 GJB2、SLC26A4),常染色体显性非综合征性耳聋(主要致病基因为 GJB3)和线粒体遗传性耳聋。

GJB2 基因编码的 Cx26 缝隙连接蛋白是完成电解质、第二信使和代谢产物细胞间转换的重要通道,是内耳毛细胞维持生存和功能的必要因素;SLC26A4 基因变异可导致内耳发育最为常见畸形——前庭水管扩大,从而导致内耳毛细胞功能损失造成耳聋;GJB3 基因是由我国夏家辉院士克隆,编码的 Cx31 缝隙连接蛋白也是维持内耳正常听觉的关键因素;线粒体基因变异属于母系遗传,与氨基糖苷类药物致聋密切相关。

(三)临床表现

遗传性耳聋患者的临床表现因个体差异而异,但普遍表现为听力损失或听力障碍。轻症患者可能仅表现为轻微的听力减退,而重症患者则可能完全丧失听力。耳聋可能是单侧或双侧的,也可能在不同频率上有所不同。一些患者可能在出生时就表现出听力问题,而另一些则可能在成长过程中逐渐出现听力下降。

耳聋患者最显著表现是从听不到较小的声音到听力完全丧失。先天性耳聋,即出生时即表现听力下降,新生儿听力筛查"不通过";后天性耳聋,即出生时听力正常,出生后至中年逐渐出现听力下降,即出生时听力正常,出生后至中年逐渐出现听力下降。部分儿童可因听力下降,导致听课效果差出现学习成绩下降。

除了听力问题，一些综合征耳聋患者还可能伴随其他的症状，如耳鸣、眩晕等。

（四）诊断

遗传性耳聋的诊断主要依赖于详细的病史询问、体格检查、听力测试和基因检测。病史询问和体格检查有助于了解患者的听力损失程度、起病时间以及伴随症状。听力测试包括纯音测听、声导抗测试等，可以客观评估患者的听力状况。

基因检测是诊断遗传性耳聋的重要手段。通过对患者及其家族成员的基因进行检测，可以确定是否存在已知的耳聋相关基因变异，从而明确诊断。此外，基因检测还可以帮助预测患者的听力损失发展趋势，为制定个性化的治疗方案提供依据。

（五）治疗

遗传性耳聋的治疗主要包括听力补偿、基因治疗和康复。

1. 听力补偿可以通过佩戴助听器或植入人工耳蜗等来实现，以改善患者的听力状况。对于重度或极重度耳聋患者，人工耳蜗植入是一种有效的治疗方法，可以帮助患者恢复听力并建立语言能力：

（1）助听器验配：听力损失未达重度者，可首选助听器验配，包括骨导（无正常耳道解剖通道）和气导助听器（有正常耳道解剖通道）。

（2）人工耳蜗植入及听觉言语训练：适合重度以上耳聋、感音神经性聋儿童。

（3）骨传导植入式听力解决方案（bone anchored hearing aid，BAHA）或者骨桥植入：双侧先天性耳道闭锁患儿，年龄达 5 岁以上，颅骨达到一定厚度，可以 BAHA 或者骨桥植入。

（4）人工脑干植入：少部分先天性耳聋患儿，影像诊断耳蜗未发育（无人工耳蜗植入空间）或者蜗神经未发育（耳蜗上方听觉神经通路不完整），无法植入耳蜗或者耳蜗植入无收益，需要做人工脑干植入。

2. 基因治疗　包括基因替代和基因编辑。现阶段基因治疗仅限于 *OTOF* 基因变异引起的听神经病，特别是基因替代治疗，已经很快在临床推广，这是基因治疗"从 0 到 1"的突破，其他基因变异引起的耳聋也在临床前研究中，包括 *GJB2* 及 *SLC26A4*，预计未来数年内，可能也会在临床广泛应用。

3. 康复　康复也是遗传性耳聋治疗的重要组成部分。康复包括言语训练、心理干预等方面，旨在帮助患者适应听力损失，提高生活质量。言语训练可以帮助患者学习正确的发音和口语表达，心理干预则可以缓解患者的心理压力和焦虑情绪。

（六）预防

1. 禁止近亲结婚　正常人群中携带常见耳聋基因变异的比例为 5%~6%，近亲属同基因同位点变异相同概率大，遗传性耳聋的风险增大。

2. 同症婚配　双方都是先天性耳聋的夫妻，婚前或孕前完善耳聋基因检测，之后进行遗传咨询。

3. 遗传咨询　如果父母双方携带同基因的变异位点，且明确是致病变异，孕前需要做遗传咨询，避免生育遗传性耳聋的患儿。

4. 孕期避免巨细胞、风疹病毒等感染；围产期避免婴儿缺氧窒息等，新生儿高胆红素血症合并代谢性酸中毒是胆红素听神经病的重要原因，需积极治疗且长期随访。

5. 一般儿童都应避免噪声环境，避免嘈杂环境长时间使用耳机。

6. 耳毒性药物基因携带者慎用耳毒性药物。

7. 大前庭导水管畸形患者应避免颅内压突然增高的外来因素,包括头撞击伤、便秘、屏气、潜水、倒立等。

六、成骨不全

(一)疾病描述

成骨不全(osteogenesis imperfecta,OI;即"成骨不全症")又名脆骨病或瓷娃娃病,是最常见的单基因遗传性骨病,是由于多种致病基因变异导致骨基质蛋白数量减少或质量异常,从而引起以骨量低下、骨骼脆性增加和反复骨折为主要特征的骨骼疾病。多数呈常染色体显性遗传,少数呈常染色体隐性遗传,罕有X染色体伴性遗传。成骨不全的发病率约为1/20 000。

(二)发病原因

OI的发病机制是由I型胶原蛋白编码基因或其代谢相关调控基因变异,导致I型胶原蛋白数量减少或功能异常,引起骨皮质变薄、骨小梁纤细或形态异常,使骨密度与骨强度下降,反复发生骨折和进行性骨骼畸形。目前已报道的OI致病基因有21种,其中 *COL1A1* 或 *COL1A2* 变异是导致OI的最主要原因,呈常染色体显性遗传。也有少数为常染色体隐性遗传或X染色体遗传。

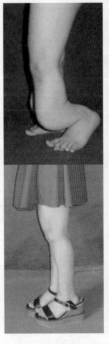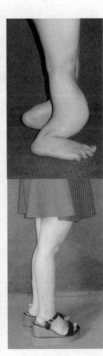

（三）临床表现

该病主要临床特征为骨骼变脆、轻微外伤和非外伤导致多发性骨折、骨骼畸形、蓝/灰巩膜、牙本质发育不全、成年进行性听力衰减和身材矮小等。这种病症的临床表现丰富多样，涵盖了骨骼系统以及其他多个系统的症状。

在骨骼系统方面，成骨不全患者最显著的特征是骨骼脆弱和多发性骨折。患者的骨折往往发生在长骨和肋骨等部位，骨折后愈合过程也相对较慢。此外，由于骨骼发育不良，患者还可能出现骨骼畸形，如弯曲、扭曲或生长异常。这些骨骼畸形不仅影响患者的外观，还可能导致运动功能障碍和身高矮小。

除了骨骼系统的症状外，患者还可能出现其他系统的异常表现。例如，蓝或灰巩膜是成骨不全患者常见的眼部症状，这是由于患者的巩膜变为半透明，可以看到其下方脉络膜的颜色的缘故。此外，部分患者还可能出现听力下降甚至耳聋的症状，这可能是由于耳道硬化或听神经受压所致。

在生长发育方面，成骨不全患者往往存在生长发育迟缓的问题。由于骨骼发育不良，患者的身高通常较矮，且生长发育速度较正常人群慢。此外，患者的关节也可能出现过度松弛的现象，导致关节不稳定和易受伤。

（四）疾病诊断

OI 的临床诊断主要依据疾病的临床表现和影像学特点，包括自幼反复出现脆性骨折史、蓝色巩膜、听力下降、骨折家族史和骨骼 X 线影像特征。基因检测可以确诊。

（五）治疗

目前尚无针对 OI 致病基因变异的有效治疗方法，现有治疗仅为对症治疗,旨在增加患者的骨密度、降低骨折率、改善骨畸形、提高生活质量。

成骨不全的治疗需多学科综合治疗,主要包括药物治疗、手术矫正、康复治疗、干细胞应用及基因治疗等。规范化治疗非常重要,经过规范化治疗,患者完全可以生活自理,融入社会。

对于没有骨折的患者,可通过定期注射双膦酸盐或者地舒单抗等药物增加骨密度,降低骨折的风险;对于已经发生的骨折可使用延长髓内钉技术来固定骨折,可延长髓内钉可随着患者生长自行延长长度,通过长期的固定来预防骨折。一旦发生骨折,不推荐进行保守治疗,长期保守治疗不仅容易引起肢体的畸形,而且长期的卧床会降低骨质强度,进一步加重骨质疏松,增加后期下地行走的难度。生长激素能显著改善 I 型、III 和 IV 型成骨不全患儿的线性生长、改善骨密度。

成骨不全的手术难度本身并不大,关键在于早期的治疗要规范,一旦出现重度的骨质疏松或者畸形会增加手术难度。在患者成长的过程中会频繁地骨折,为尽快恢复学习生活,避免加重骨质疏松,一般均需要手术治疗,规范的治疗及成功的手术是患者融入社会的关键。

(六) 预防

成骨不全的预防是一项至关重要的任务,需要综合考虑遗传咨询、基因诊断、生活方式调整以及科学运动等多个方面。对明确诊断成骨不全患儿,应避免剧烈运动以免引发骨折等严重后果。在家要注意避免摔倒、碰撞。上学后积极和学校沟通,尽量保证一个比较安全的环境,避免体育课和同学间的打闹、推搡,减少骨折发生。出现骨折后,要及时就诊。反复骨折的患者要注意避免肢体畸形的发生,一旦发生畸形愈合要及时进行手术矫正。

产前超声是检测成骨不全的主要方法,超声结合基因检测更有助于诊断成骨不全及其分型。严重病例在妊娠 14~16 周就会出现骨骼的异常改变,典型的超声表现为四肢短小且长骨短粗、弯曲、多处骨折并骨折后成角;胸廓变形;部分轻型的超声结果可为正常。对怀疑有胎儿骨骼发育异常的应定期复查,避免漏诊。

成骨不全大多为常染色体显性遗传,如果父母有一方为患者,生育下一代患儿的概率为 50%。因此对于有家族史的高危人群,备孕前进行基因检测和遗传咨询是至关重要的。存在高危因素的家庭可通过辅助生殖等现代生殖技术,避免下一代患病的风险。

七、地中海贫血

(一) 疾病描述

地中海贫血(thalassemia,简称"地贫")是由于调控珠蛋白合成的基因缺失或变异,导致构成血红蛋白的 α 链和 β 链珠蛋白的合成比例失衡,红细胞寿命缩短的一种先天性贫血,地中海贫血是一种遗传性疾病,地中海贫血(重型)(Thalassemia major)被列入卫健委发布的《第二批罕见病目录》。地贫在我国多见于南方沿海地区——两广、湖南、湖北、四川、浙江、福建和台湾地区。广东 α - 地中海贫血的携带率大约为 4.11%,广西为 14.95%,β - 地中海贫血的携带率在广东为 1.83%~3.36%,广西为 6.78%~7.97%。这种疾病是由于红细胞内的血红蛋白数量和质量的异常造成红细胞寿命缩短的一种先天性贫血。此病目前尚无特殊根治方法。只有间断输血或输浓缩的红细胞以补充红细胞的不足。地中海贫血的患者由于长期贫血,导致机体缺氧和其他营养成分缺乏,机体免疫力低下,容易发生各种感染性疾病。

（二）发病原因

本病是由于珠蛋白基因的缺失或点变异所致。组成珠蛋白的肽链有4种，即 α、β、γ、δ 链，分别由其相应的基因编码，这些基因的变异可造成各种肽链的合成障碍，使血红蛋白结构异常，从而红细胞变形性降低、寿命缩短，导致贫血甚至发育等异常。

（三）临床表现

常将地中海贫血分为 α、β、γ 和 δ 等4种类型，其中以 α 和 β 地中海贫血较为常见。而根据病情轻重的不同，又分为以下3型：

1. 中间型　多于幼童期出现症状，其临床表现介于轻型和重型之间，中度贫血，脾脏轻或中度大，黄疸可有可无，骨骼改变较轻。

2. 重型 α 地贫　又称Hb Bart's胎儿水肿综合征，为致死性血液病，受累胎儿由于严重贫血、缺氧常于妊娠 23~40 周时在宫内或分娩后半小时内死亡。

3. 重型 β 地贫　又称Cooley贫血。患儿出生时无症状，至 3~6 个月开始发病，呈慢性进行性贫血，面色苍白，肝脾大，发育不良，常有轻度黄疸，并具有典型的地中海贫血特殊面容，如头大、眼距增宽、马鞍鼻等特征，症状随年龄增长而日益明显。患儿常并发气管炎或肺炎，当并发含铁血黄素沉着症时，因过多的铁沉着于心肌、肝、胰腺、脑垂体等而引起该脏器损害的相应症状，其中最严重的是心力衰竭，是导致患儿死亡的重要原因之一。

（四）疾病诊断

红细胞参数检测：地贫人群的红细胞以平均红细胞体积（mean corpuscular volume, MCV）< 82fl 和平均血红蛋白含量（mean corpuscular hemoglobin, MCH）< 27pg 作为地贫检测的指标。此方法特异性较低，

不能区分地贫与缺铁性贫血,可能漏诊部分静止型地贫及轻型地贫。

血红蛋白电泳检测:当 Hb A_2 > 3.5% 疑为 β - 地贫,Hb A_2 < 2.5% 疑为 α - 地贫。此方法可能漏诊部分静止型地贫及轻型地贫。

基因检测:根据临床特点和实验室检查,结合阳性家族史,一般可作出诊断。有条件时可作基因诊断。

对于少见类型和各种类型重叠所致的复合体则非常复杂,临床表现各异,仅根据临床特点和常规实验室血液学检查是无法诊断的。而且由于基因调控水平的差异,相同基因变异类型的患者不一定有相同的临床表现。血红蛋白电泳检查是诊断本病的必备条件,但输血治疗后的血液学检查会与实际结果有所不同。所以进行遗传学和分子生物学检查才能最后确诊。遗传学检查可确定为纯合子、杂合子以及双重杂合子等。

(五)治疗

输血治疗是治疗输血依赖型地贫最常用的方法。根据国际地中海贫血联盟指南建议,血红蛋白(hemoglobin,Hb)< 70g/L 或 Hb > 70g/L,但患者出现骨折、显著髓外造血、发育迟缓及面部变化 4 种并发症之一时应进行输血治疗,使 Hb 维持在 90~120g/L 之间可基本满足个体生理需求。长期输血治疗存在以下副作用:易导致铁过载;多次异体输血会导致同种异体免疫反应。

造血干细胞移植(hematopoietic stem cell transplantation,HSCT)是通过移植正常的造血干细胞,达到重建患者正常造血的一种治疗手段,是目前治愈重型 β - 地中海贫血的唯一方法。实施 HSCT 需使用化疗药物破坏患者的造血系统,治疗后患者的存活率 > 70%。如果在感染、铁过载等并发症发生之前进行移植,可提高患者生存率至 90% 以上。

基因治疗是一种自体造血干细胞移植疗法,主要通过改造患者自体造血干细胞,提高红细胞中血红蛋白表达水平,治疗输血依赖型 β - 地中海贫血患者。该疗法可以消除同种异体移植的局限性,在临床应用中越来越受到关注。

(六) 预防

地中海贫血的预防是一个长久以来的难题。然而,随着医学技术的进步和人们对疾病认识的加深,已经有了一些有效的预防措施可以显著降低地中海贫血的发病率。

首先,携带者筛查是预防地中海贫血的一道重要防线,尤其在地贫高发地区。备孕前夫妻双方进行携带者筛查,可以了解生育风险。如有遗传风险,可以采取相应的预防措施,避免地中海贫血基因通过生育传递给下一代,从而有效地降低地中海贫血的出生率。

其次,产前筛查和产前诊断是预防地中海贫血的另一重要手段。对于已经怀孕的夫妇,尤其是已知携带地中海贫血基因的夫妇,应在怀孕早期进行产前诊断,避免重型地中海贫血患儿的出生。

对于有生育重型地中海贫血患儿高风险的夫妇,进行充分的遗传咨询,可告知避免生育重型患儿科采取的其他措施,如采用植入前遗传学诊断(preimplantation genetic diagnosis,PGD)筛选正常胚胎进行妊娠。

八、天使综合征

(一) 疾病描述

天使综合征(angelman syndrome,AS)即"Angelman 氏症候群",又称天使人综合征、快乐木偶综合征、安格曼综合征,是一种遗传异常所致的神经发育障碍性疾病,属于非进展性脑病。特征性表现为智力低下、快乐行为、严重语言障碍、共济失调、睡眠障碍及癫痫发作等。发病率为1/40 000~1/10 000。本病无法治愈,但症状可随年龄增长而减轻。

(二) 发病原因

大多数时候,该病是由于 *UBE3A* 基因的功能异常导致的神经发育障碍性疾病。它会引起一系列神经发育问题,包括严重的智力障碍、语言缺失、癫痫发作、运动障碍、有特殊的面容(如笑容)及特异的行为。

(三) 临床表现

天使综合征的临床表现具有一系列特征,涉及智力、语言、运动、情感等多个方面。

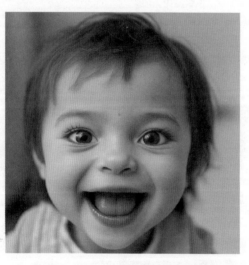

天使综合征患者有严重的发育迟缓和智力障碍。在学习新知识、理解新概念以及解决问题等方面表现困难,患者在语言发育方面也表现出明显的障碍,他们可能无法清晰地表达自己的思想和情感,甚至可能无法进行有效的交流。

运动及平衡障碍。天使综合征患者会出现步态不稳,四肢协调性差,甚至在执行一些简单的动作时也会显得笨拙。这些运动障碍不仅影响了患者的日常生活自理能力,还可能导致他们在社交活动中感到挫败和孤独。

天使综合征患者常常展现出一种独特的快乐气质。包括爱笑、不合时宜发笑,总是表现很开心、很容易兴奋及激动,如拍手,动作幅度大,多动,注意力集中时间短。

除了上述表现外,患者还可能出现癫痫发作、睡眠障碍等症状,影响生长发育和生活质量。因此,及时诊断和治疗至关重要。

(四)疾病诊断

天使综合征的诊断,除患者表现上述临床症状外,还包括体格检查和辅助检查:

1. 体格检查　包括对患者的神经系统、运动系统、语言系统等进行全面的检查,通过观察患者的眼神、动作、语言等细节,判断患者的神经系统是否存在异常。同时,还需检查患者的肌肉力量、协调性等方面,以了解运动障碍的程度。

2. 影像学检查　头部 CT、磁共振等影像学检查,判断患者的脑部结构是否存在异常,如脑萎缩、脑积水等。这些病变往往与天使综合征的发生和发展密切相关,因此影像学检查对于明确诊断具有重要意义。

3. 脑电图　患者具有特征性脑电图放电(EEG 图形的构成为高振幅双侧峰与波活动,呈对称同步并常为单一性节律,且有每秒两个循环的慢波成分)。

4. 检眼镜检查　患者的脉络膜有异常色素沉着,部分患者可有视神经萎缩、眼白化病。

5. 基因检测　基因检测是诊断天使综合征的重要手段之一。约80％的 AS 患者可通过 15q11.2-q13 染色体区域的亲本特异性 DNA 甲基化印记分析进行检测,包括缺失、单亲二体(uniparental disomy,UPD)或印迹缺陷三种分子缺陷。不足 1％的个体是由于细胞遗传学可见的染色体重排(即易位或倒位)所致。约 11％的个体经序列分析可检测到 *UBE3A* 基因的致病性变异。

（五）治疗

目前，天使综合征尚无有效的治疗方法，主要采取支持治疗。

1. 针对运动发育和语言迟缓，可进行康复训练。语言治疗可以帮助患者改善语言障碍，提高沟通能力；运动治疗可以促进患者身体协调性和肌肉力量的提高。

2. 伴有胃肠道问题时，如胃食管反流疾病和便秘，可通过药物进行治疗。

3. 睡眠问题可通过药物和行为干预相结合的方式来治疗。

4. 癫痫发作可使用抗惊厥药物治疗（丙戊酸、氯硝西泮、拉莫三嗪和左乙拉西坦疗效最佳），药物干预难治的癫痫发作，需要生酮饮食。

（六）预防

对临床怀疑天使综合征的患儿及家系，进行基因检测，对确诊天使综合征患儿的家系，在母亲再次怀孕后，可进行产前诊断。

九、杜氏型肌营养不良

（一）疾病描述

杜氏型肌营养不良，即迪谢内肌营养不良（Duchenne muscular dystrophy，DMD），又称假肥大型进行性肌营养不良，是一种严重的神经肌肉遗传性疾病，是进行性肌营养不良（progressive muscular dystrophy）的一种。发病率约为 3 500 个存活男婴中有 1 例。由于 Dystrophin 或 DMD 基因的缺陷，造成肌营养不良患者无法合成正常的抗肌萎缩蛋白（Dystrophin 蛋白），肌细胞膜失去完整骨架，造成肌细胞膜损伤，肌肉细胞进行性破坏。除了四肢近端肌萎缩、肌无力，伴有跟腱挛缩、脊柱侧弯变形。

患儿多于 3~4 岁出现步态异常,10~12 岁逐渐丧失行走能力,随病情逐渐进展,还会累及呼吸功能和心脏功能,20~30 岁患者常因呼吸、心脏衰竭死亡,为患者家庭带来沉重的经济负担和心理负担。按发病率,全国每年新增约 3 000 名 DMD/ 贝克肌营养不良(Becker muscular dystrophy,BMD)患者,患者总数约有 10 万人。

(二) 发病原因

杜氏型肌营养不良的发病原因主要是因为缺乏肌营养不良蛋白(dis-TRO-fin),这是一种由肌肉细胞表达的蛋白质。

在 DMD 中,肌营养不良蛋白基因的变异或缺失,会导致肌营养不良蛋白的缺失,这种蛋白质缺失会影响肌肉纤维正常生理功能,从而导致肌肉虚弱。由于 DMD 的 X 染色体隐性遗传属性,一般为女性携带基因。但其本人不发病,有 50% 概率遗传儿子;相对于女孩,男孩患有 DMD 的概率会更大一些。

部分携带 DMD 基因变异的女性也会出现肌肉痉挛、无力和心脏问题。DMD/BMD 约有 65% 与遗传有关,35% 为新生变异所致。某些情况下该基因发生变异或缺失并非来自母亲遗传,而发生在自身,这种情况称为新生变异。

(三) 临床表现

杜氏型肌营养不良是一种严重的遗传性肌肉疾病,其临床表现多种多样,且随着病情的进展逐渐加重。

在疾病的早期阶段,患者表现为肌肉力量的逐渐减退。患者起初感觉并不明显,逐渐会有四肢乏力,特别是下肢的肌肉力量明显减弱,进一步影响到日常活动,如上楼梯困难、频繁摔倒、运动技能困难(跑步、跳跃)、前脚掌走路等。

随着病情的进一步发展,患者会出现肌肉萎缩的症状,通常从四肢的远端开始,逐渐向近端发展,最终导致全身肌肉的萎缩,出现身体形态发生明显改变,如四肢变细、肌肉松弛等。通常在 12 岁之前,患者最终失去行走能力。

杜氏型肌营养不良患者的小腿、臀部和肩部肌肉最终会被脂肪和结缔组织所取代,造成这些部位的假性肥大以双腓肠肌假性肥大最明显;胸部和背部骨骼畸形,形成脊柱侧弯;部分患者可能出现心肌受累,导致心功能不全;还有些患者可能出现智力发育迟缓、行为问题和心理问题等。

此外,患者还可能出现关节挛缩的症状,出现关节的活动范围受到限制,导致关节僵硬、弯曲或伸直困难。晚期,常并发呼吸系统疾病,包括肺炎、吞咽食物或液体进入肺部等。

(四)疾病诊断

对于出现肌肉无力、萎缩,以及运动发育迟缓或运动能力下降者,可通过肌酶谱、肌电图等检查确定肌病,必要时可行肌肉活检,明确是否存在肌营养不良样病理改变,并排除其他病因。

基因检测是确诊进行性肌营养不良的金标准,一般使用高通量测序进行检测,但面肩肱型肌营养不良症需采用特殊基因检测方法。若条件可行,可用肌肉组织进行 RNA 测序以鉴定特定的内含子变异或重排。此外,对基因检测结果的解读一定要结合临床和病理进行分析。

(五)治疗

对 DMD 治疗的常规药物是糖皮质激素。近年来 DMD 疾病修正治疗进展迅速,包括外显子跳跃、针对无义变异的通读、迷你蛋白基因转导以及基因编辑等治疗手段,已有部分药物在少数国家批准上市,还有许多药物正在临床试验阶段。但是目前由于疾病修正治疗可及性的问题尚未进入国内。同时,DMD 患儿需要多学科、多系统管理,其治疗包括药物治疗、运动功能康复、呼吸系统及心脏疾病治疗、外科矫形、营养管理、心理关怀以及晚期的支持治疗。

1. 药物治疗　糖皮质激素:糖皮质激素是目前国际公认治疗 DMD 的有效药物,长期应用可显著延长患儿的独立活动时间 2~5 年,推荐用量:醋酸泼尼松 0.75mg/(kg·d) 或者地夫可特 0.9mg/(kg·d)。激素治疗开始的时间越早,效果越好,但由于激素应用的不良反应,开始糖皮质激素治疗的年龄尚无定论,一般进入运动功能发育平台期(4~6 岁)后应用,建议完成常规疫苗接种后再应用激素治疗。减缓/控制病理变化的治疗:辅酶 Q_{10}、艾地苯醌、沙丁胺醇在改善肌细胞的氧化代谢、维护呼吸功能等方面有一定疗效。血管紧张素转化酶抑制剂/血管紧张素 Ⅱ 受体拮抗剂具有减轻心肌重构的作用。

2. 基因治疗　近年来,DMD 疾病修正治疗进展迅速,主要包括外显子跳跃、针对无义变异的通读、迷你蛋白基因转导以及基因编辑等治疗手段,其中已有部分药物,如 Eteplirsen、Golodirsen、Viltolarsen、Translarna 等在少数国家批准上市,此外还有许多药物正在临床试验阶段。基因治疗目前尚未进入国内,还需要在更长时间进行验证。

3. 康复治疗　对于 DMD/BMD,规范的家庭康复治疗非常重要。建议确诊后早期、规律开展。应在有相关疾病治疗经验的康复科医师指导下长期坚持,能够延缓疾病造成的关节挛缩、姿势异常等,并能在肌力不足的情况下,维持更好的生活功能和姿态。一些器械康复,如站斜板、足部矫形支具、站立架等也在疾病不同阶段康复中有重要作用。

4. 外科手术治疗　对于疾病发展过程中出现的脊柱侧弯、关节挛缩等,应行外科评估。矫形手术能够纠正脊柱、关节的结构畸形,有助于维持运动功能和保持呼吸功能。

5. 多学科联合诊治　DMD/BMD 发展过程中造成多器官系统受累,需要多科协作,联合诊治。出现明显骨质疏松后,需在内分泌科指导下,给予二膦酸盐等药物治疗。出现扩张型心肌病,心功能下降后,需在心内科诊治,给予抗心衰药物治疗。出现呼吸功能下降后,需在呼吸科诊治,必要时应用呼吸机辅助呼吸。其他营养、消化、心理等问题,均需在相应科室评估治疗。

对于 BMD 患儿,其运动发育虽然较正常儿童缓慢,但仍有持续进步,考虑到糖皮质激素在 BMD 患儿中获益与风险尚不明确,因而暂不建议使用。

(六) 预防

如果母亲生育过患有本病的子女或子女有携带致病基因,她无论是否为致病性基因变异携带者,再次妊娠后均应进行产前诊断,明确胎儿是否携带有 DMD 基因致病性变异。男性 DMD 患者通常因为病情严重或过早死亡而无法生育后代,男性 BMD 患者有可能生育后代,患者的女儿必定是携带者。因此,其女儿在生育时建议进行遗传咨询。

十、肝豆状核变性

(一) 疾病描述

肝豆状核变性(hepatolenticular degeneration,HLD)又称 Wilson 病,是一种常染色体隐性遗传的铜代谢障碍疾病。患者出现肝脏损害、神经精神表现、肾脏损害、骨关节病及角膜色素环(Kayser-Fleischer ring,K-F 环)等表现。这种疾病在全球范围内分布,大多数人群中的患病率估计为 1/30 000。在我国,肝豆状核变性较为常见,好发于青少年,男性稍多。早期发现、早诊断和早治疗对于预防残疾和死亡至关重要。

（二）发病原因

肝豆状核变性为常染色体隐性遗传性疾病。致病基因 *ATP7B* 编码一种铜转运 ATP 酶，该基因的致病变异导致 ATP 酶的功能缺陷或丧失，不能将多余的铜离子从细胞内转运出去，从而导致铜离子沉积于肝、脑、肾、角膜等组织中，造成胆道排铜障碍。大量铜蓄积于肝、脑、肾、骨关节、角膜等组织和脏器而致病。

（三）临床表现

HLD 的临床症状包括神经损害、精神异常、肝脏损害、肾脏损害、骨关节病、心肌损害、肌病等。女性患者可出现月经失调、不孕或反复流产等。

精神症状在 HLD 患者中较为突出，包括情绪不稳、易激动、自制力减退等，重症患者还可能出现抑郁、狂躁、幻觉、妄想等精神异常。

在神经精神方面，HLD 患者早期往往表现为震颤，最初可能局限于某一侧的上肢，随后逐渐扩散至全身。严重时甚至可能影响到患者的日常生活，如进食和书写。儿童患者可能出现发音障碍和吞咽困难。肌张力改变也是常见的神经症状，患者可能会感到肌肉僵硬，动作变得迟缓，面部表情减少，甚至影响到写字和步行。

肝脏损害是 HLD 的另一大临床表现。患者可能会出现黄疸、肝大和腹水等症状，严重者甚至发生肝功能衰竭。肝脏损害通常在疾病的早期阶段就已经开始，但症状可能并不明显，直到疾病进展到一定程度时才被察觉。

此外，HLD 患者还可能出现骨质疏松，容易发生骨折。眼部症状也是 HLD 的一个特点，出现向日葵形白内障，这是由于铜在晶状体前囊或后囊的沉积所致。患者还可能出现眼外肌和眼内肌的麻痹,导致眼球运动不规则,甚至出现眼球震颤和夜盲等症状。

(四) 疾病诊断

HLD 的诊断过程通常涉及多个方面,包括病史询问、症状观察、实验室检查、眼裂隙灯检查、头颅影像学检查和基因检测等,检查包括以下几项:

1. 眼部检查 检查 K-F 环。

2. 体格检查 检查皮肤变化、肝脏肿大、腹部和下肢肿胀以及黄疸。

3. 24 小时尿液检查 检查尿液中的铜含量。

4. 肝活检 如果血液和尿液检查的结果不明确,医生可对患者进行肝活检,以检查患者肝损伤的程度,并确定组织中的铜含量。

5. 影像学检查 如果患者出现神经系统症状,医生可采用 MRI 和 CT 检查。

6. 血液检查 检查铜蓝蛋白水平、铜水平、肝酶(谷丙转氨酶和谷草转氨酶)、红细胞(检查贫血)。

7. 基因检测 是诊断 HLD 的重要手段。HLD 的致病基因为 *ATP7B*,通过基因检测可以明确患者是否存在该基因的变异,从而确诊 HLD。由于 HLD 具有高度的遗传异质性,在数据解读时需要充分结合病史和临床表型。

(五) 治疗

HLD 虽然是一种慢性疾病,但通过合适的治疗和管理,可以有效地控制患者的症状并改善生活质量。治疗 HLD 的方法主要包括药物治疗、饮食控制和必要时的手术治疗。

1. 药物治疗 是 HLD 的主要治疗方法之一。最常用的药物是口服的 D-青霉胺和巯基乙胺,它们可以结合体内的游离铜并促使其排出体外。这些药物需要长期服用,并且通常需要定期检查血铜和尿铜水平来监测治疗效果。除了这些药物之外,锌剂也常被用来抑制铜的吸收,从而帮助减轻症状。

2. 饮食控制 是管理 HLD 的重要方面。患者需要避免摄入过多的铜,这意味着需要限制富含铜的食物,如肝脏、海鲜和巧克力的摄入。此外,适量摄入高纤维食物和维生素 C 可以帮助减少肠道对铜的吸收,从而有助于控制铜的积累。

3. 在肝功能严重受损或药物治疗无效的情况下,需要考虑肝移植。肝移植可以取代受损的肝脏组织,并提供一个新的机会,让患者的身体能够正常排出铜。

(六) 预防

对于有 HLD 家族史的家庭,应定期进行血清铜蓝蛋白、血清铜、尿铜等生化指标的检测,以及体外培养皮肤纤维细胞的含铜量测定,有助于发现潜在的肝豆状核变性症状前纯合子及杂合子,从而给予尽早干预和治疗。

家庭成员的基因检测也是预防 HLD 的重要手段。通过基因检测,可以确定个体是否携带 HLD 的变异基因,并评估患病的风险,采取相应预防措施。对于确诊为致病基因携带者的个体,在孕前其配偶也应该做基因检测,以降低其子代患病的风险。

十一、甲基丙二酸血症

(一) 疾病描述

甲基丙二酸血症(methylmalonic acidemia,MMA)是先天性有机

酸代谢异常所致的疾病,属常染色体隐性遗传病,是由于使甲基丙二酰辅酶 A（methylmalonyl-CoA）转化为琥珀酰辅酶 A（succinyl-CoA）的甲基丙二酰辅酶 A 变位酶（methylmalonyl-CoA mutase, MCM）自身缺陷或者其辅酶钴胺素（维生素 B_{12}）代谢缺陷所致,是一种常见的有机酸血症。

重症 MMA 患儿临床表现与中枢神经系统感染、癫痫、糖尿病酮症酸中毒、脓毒血症及部分血液系统疾病等极其相似,易导致误诊误治和漏诊,且部分可致患儿猝死,病死率高。MMA 在全球的发病率约为 1/127 000~1/50 000。

（二）发病原因

甲基丙二酸血症是由于使甲基丙二酰辅酶 A 变位酶自身缺陷或者其辅酶钴胺素代谢缺陷,使甲基丙二酸无法正常转化为琥珀酸,从而导致甲基丙二酸、甲基枸橼酸及 3- 羟基丙酸等代谢产物在体内异常蓄积,从而引起神经、肝脏、肾脏、胃肠等多脏器系统损伤。

（三）临床表现

MMA 的临床表现呈现出多样性,临床分为早发型 MMA 和晚发型 MMA。

1. 早发型 MMA　通常在新生儿期或婴儿期早期就出现症状。患儿可有吮吸不良、进食困难、反复呕吐、便秘、全身肌张力减退、运动障碍、嗜睡等症状,若不能及时和适当的治疗,患儿可因呼吸窘迫、脑水肿而进入昏迷状态,甚至致死或发展为永久性脑损伤。

2. 晚发型 MMA　在儿童期或成年期才表现出症状的甲基丙二酸血症类型。与早发型 MMA 相比,晚发型 MMA 的症状通常较轻,且发病时间较晚。患者常以神经行为异常为首发症状,临床表现复杂,包括行为障碍、视觉损害等,并发症包括神经性耳聋、卒中和肺动脉高压等。

(四)疾病诊断

MMA 的诊断包括以下几个方面:

1. 一般检查　急性期可出现红细胞、白细胞、血红蛋白、血小板的降低,稳定期可表现为长期血红蛋白的降低。可见代谢性酸中毒、电解质紊乱、高乳酸血症、高氨血症、血糖降低、尿酮体及尿酸升高,部分患者可出现谷草转氨酶及谷丙转氨酶升高,还可出现肾功能异常、心肌酶升高等。

2. 生化检查　串联质谱提示 MMA 患儿丙酰肉碱与乙酰肉碱(C3/C2)比值和 / 或 C3 增高。气相色谱质谱法提示 MMA 患儿尿中甲基丙二酸及甲基枸橼酸增高。

3. 酶活性检测　MMA 可以通过测定 MCM 活性来诊断,这可用于区分两种 MUT 亚型(MUT0 和 MUT−)和两种 MMA 变体(Cbl 应答和 Cbl 无应答)。

4. 基因检测　MMA 的致病基因主要为 *MUT*、*MMAA*、*MMAB*、*LMBRD1*、*ABCD4*,国外最常见的类型是 *MUT* 基因变异,而我国最常见的为 CblC 型。通过基因检测,可以明确诊断及对疾病进行分型。

(五)治疗

MMA 的治疗,急性期治疗以补液、纠正酸中毒及电解质紊乱为主,同时限制蛋白质摄入,供给充足的热量,避免静滴氨基酸。静滴或口服左旋肉碱,肌内注射维生素 B_{12}。若伴有高氨血症,可静滴或口服精氨酸。

1. 长期治疗 一旦诊断,需长期综合治疗。

2. 饮食治疗 维生素 B_{12} 无效或部分有效的单纯型 MMA 患者以食疗为主,保证蛋白质总摄入量,控制天然蛋白质摄入量,不含异亮氨酸、缬氨酸、苏氨酸和蛋氨酸的特殊配方奶粉或蛋白粉作为补充。

3. 药物治疗

(1) 维生素 B_{12}:用于维生素 B_{12} 有效型的长期维持治疗。

(2) 左旋肉碱:促进甲基丙二酸和酯酰肉碱排泄,增加机体对天然蛋白的耐受性。

(3) 甜菜碱,用于 MMA 合并同型半胱氨酸血症患者。

(4) 叶酸:用于合并贫血或同型半胱氨酸血症患者。

(5) 维生素 B_6。

(6) 甲硝唑或新霉素,减少肠道细菌产生的丙酸。

(7) 苯甲酸钠可改善高氨血症。

(8) 应急时使用胰岛素或生长激素。

(9) 抗氧化剂:辅酶 Q_{10} 及维生素 E 可预防 MMA 患者急性视神经伤。

(10) 生长激素:用于 MMA 引起的生长发育延迟患者。

4. 康复训练 用于部分神经运动系统受损的患者。

5. 肝、肾移植治疗 用于维生素 B_{12} 无效型且饮食控制治疗效果较差的患者。

(六) 预防

甲基丙二酸血症是一种严重的遗传性疾病,预防甲基丙二酸血症需要从多个方面入手,包括携带者筛查、早期干预治疗、长期随访监测。

首先,对于有生育计划的夫妇,进行携带者筛查是至关重要的,了解双方是否携带甲基丙二酸血症相关基因的变异,从而评估后代患病的风险;对于已经确诊的甲基丙二酸血症患者,进行早期干预和治疗也是预防疾病进展的关键。通过个体化的治疗方案，控制病情的发展，减少并发症的发生，提高患者的生活质量。同时，对患者进行长期的随访和监测，及时发现并处理可能出现的问题，也是预防疾病恶化的重要手段。

十二、戊二酸血症

（一）疾病描述

戊二酸血症（glutaric acidemia，GA）是一种遗传代谢病，表现为酸中毒为临床特征的遗传代谢缺陷病，其发病原理为赖氨酸、羟赖氨酸、色氨酸代谢过程中相关关键酶缺失导致戊二酸的堆积。

戊二酸血症可分为两型：Ⅰ型主要以神经系统症状为主要表现，Ⅱ型则是一种很严重的代谢疾病，治疗也很困难。Ⅰ型可通过饮食控制和药物辅助治疗，被列入了卫健委发布的《第一批罕见病目录》；Ⅱ型一般在出生后不久即死亡。戊二酸血症发病率在 1/100 000 ~1/30 000。

（二）发病原因

戊二酸血症Ⅰ型（glutaric acidemia type Ⅰ，GAⅠ）是一种常染色体隐性遗传病，通常由于 *GCDH* 基因变异，戊二酰辅酶 A 脱氢酶活性降低或缺失导致赖氨酸、羟赖氨酸及色氨酸分解代谢受阻，代谢产物戊二酰肉碱、戊二酸等在体内异常蓄积，引起代谢紊乱，主要导致神经系统受损。

戊二酸血症Ⅱ型（glutaric acidemia type Ⅱ，GAⅡ），通常由于 *ETF*、*ETFDH* 或 *ETDH* 基因缺陷造成，是一种较为常见的脂肪酸氧化代谢紊乱，临床表现高度异质，从新生儿期至成年期均可发病。新生儿期发病者症状重,有致死性。迟发型者常有脂质沉积性肌病以及呕吐、肝病、脑病等表现。

(三)临床表现

戊二酸血症是一种严重的代谢性疾病,其临床表现多种多样,主要分为两型:

1. 戊二酸血症Ⅰ型 大多数的儿童临床表现为生后不久出现大头畸形,遇急性感染、发热、脱水、呕吐可触发纹状体神经元变性,逐渐形成严重的肌张力障碍及运动障碍。临床表现不同,轻者无症状,重者则表现为严重的代谢危象、严重活动障碍、发育异常等。

2. 戊二酸血症Ⅱ型 可分为新生儿期发病而无先天性畸形、新生儿期发病伴有先天性畸形和迟发型三种。新生儿期发病者病情危重,多在出生后数小时或数天出现代谢性酸中毒、低血糖、呼吸困难及高氨血症等,并常伴有"脚样"体臭;迟发型患者生后数周至成人均可发病,临床表现多样且无特异性,主要为间歇性肌无力,可有心肌、肝脏受累,部分可在应激状态下急性发作,甚至危及生命,该症的临床特点为代谢性酸中毒、高氨血症、脂质沉积性肌病,以及反复发作的非酮症性或低酮症性低血糖。

(四)疾病诊断

戊二酸血症作为一种罕见的遗传性疾病,其准确诊断对于患者的治疗与康复至关重要。诊断戊二酸血症需结合患者的临床表现、生化指标、影像学检查以及基因检测等多方面的信息,进行综合分析和判断。

1. 临床表现是戊二酸血症诊断的重要依据。患者通常会出现肌张力低下、代谢性酸中毒、肝大、低血糖症等症状,且这些症状在新生儿期尤为明显。此外,部分患者还可能伴有特殊的汗脚气味以及面部异常等体征。

2. 生化指标的检查也是戊二酸血症诊断的关键环节。通过质谱技术分析血氨基酸谱及酰基肉碱谱，以及检测尿戊二酸水平，获取有关患者体内代谢状况的重要信息。串联质谱技术可检测血中戊二酰肉碱(C5DC)、辛酰基肉碱(C8)及其他酰基肉碱水平。当 C5DC 水平升高、C5DC/C8 比值增大，以及尿戊二酸水平增高时，提示患者可能存在戊二酸血症的风险。

3. 影像学检查在戊二酸血症的诊断中也发挥着重要作用。CT 扫描和 MRI 检查可以显示患者脑部结构的异常，如侧脑室扩大、皮质沟增宽等，这些异常表现有助于医生对疾病进行鉴别诊断。同时，MRI 还可观察到皮质萎缩、尾核和豆状核缩小等特征性表现，为戊二酸血症的诊断提供有力依据。

4. 基因检测是戊二酸血症诊断的金标准。通过检测患者体内戊二酰辅酶 A 脱氢酶基因的变异情况，医生可以明确患者是否患有戊二酸血症。基因诊断不仅有助于确诊疾病，还可为患者的治疗和预后评估提供重要参考。

(五) 治疗

目前戊二酸血症 I 型仍不可治愈，但可通过对症治疗控制病情发展。其治疗原则为减少戊二酸及其旁路代谢产物的生成和加速其清除，主要措施包括限制蛋白质摄入、补充左卡尼汀、无色氨酸、赖氨酸奶粉喂养等。

对于戊二酸血症 II 型尚无特效治疗方案，较多采用综合治疗方法，可给予患儿维生素 B_2 治疗可改善症状，但无法改善严重的张力减退及低血糖，同时可给予左旋肉碱(左卡尼丁)辅助治疗，并需尽量避免患儿出现感染、腹泻、空腹等，防止低血糖、神经系统表现、肌张力低下或心肌病的发生。

（六）预防

戊二酸血症是一种严重的代谢性遗传病,预防包括携带者基因筛查、产前筛查、产前诊断、早期干预治疗、长期随访监测等。对于疑似患者,应尽早进行诊断和治疗,以减缓病情进展并改善患者的生活质量。

十三、唐氏综合征

（一）疾病描述

唐氏综合征(Down syndrome,DS)又称 21- 三体综合征或先天愚型,是由于 21 号染色体异常导致的最常见的染色体病,也是人类最早被确定的染色体病。主要临床特点是智力障碍、发育迟缓、特殊面容,并可伴有多发畸形,通过染色体核型分析可以确诊。目前尚无有效的治疗方法,育龄母亲可通过孕前及孕期的定期检查来预防。

（二）发病原因

唐氏综合征是一种 21 号染色体异常导致的染色体病。主要原因是由于亲代之一的生殖细胞在减数分裂形成配子时,或受精卵在有丝分裂时,21 号染色体发生不分离导致胚胎体细胞存在额外的 21 号染色体。该染色体核型有 3 种,可根据不同核型进行病因分析。此外,母亲高龄、遗传因素、致畸物质也可以诱发该病的发生。

（三）临床表现

唐氏综合征的主要特征为特殊面容、智力落后和生长发育迟缓,并可伴有多种畸形。临床表现的严重程度随异常细胞核型所占百分比而异。

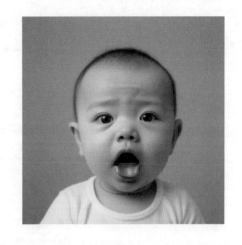

1. 特殊面容　出生时即具有明显的特殊面容，表情呆滞、眼裂小、眼距宽、眼外侧上斜，可有内眦赘皮、眼球突出、鼻梁低平、外耳小、舌胖，常伸出口外，流涎多。头围偏小，形圆，前囟大且关闭延迟，颈短而宽，常呈嗜睡和喂养困难。颈短、宽，颈周皮肤松弛。

2. 智力低下　唐氏综合征最突出、最严重的症状，绝大部分患儿都有不同程度的智力发育障碍，随年龄的增长日益明显。语言、记忆、抽象思维等均会受损。

3. 生长发育迟缓　患儿出生的身长和体重均较正常儿低，生后体格发育、动作发育均迟缓，身材矮小，骨龄常落后于实际年龄，出牙迟且顺序异常。四肢短、韧带松弛，关节可过度弯曲，肌张力低下、腹膨隆，可伴有脐疝。手宽、手指粗短，小指尤短，中间指骨宽，且向内弯曲。

4. 伴发畸形　部分男孩可有隐睾，成年后大多无生育能力。女孩无月经，仅少数可有生育能力。约50%的患儿伴有先天性心脏病，其次是消化道畸形、听力差。先天性甲状腺功能减退和急性淋巴细胞白血病的发生率明显高于正常人，免疫功能低下，易患感染性疾病。如存活至成人期，则常至30岁以后出现老年性痴呆症状。

5. 皮纹特点　手掌出现猿线（俗称"通贯手"），即仅一条横贯手掌的纹路。

（四）疾病诊断

1. 临床诊断不困难，大部分患儿生后即能诊断。

2. 外周血染色体核型分析以确定诊断并分型,也可用21号染色体特异性探针作荧光原位杂交,或用特异性引物进行 PCR 扩增,检测特异性 DNA 片段(表 1)。

表 1 唐氏综合征各型再发风险率

患儿核型	父亲	母亲	再发危险率
标准型	正常	正常	1%
D/G 易位	正常	携带者	10%~15%
	携带者	正常	5%
21/22 易位	正常	携带者	10%~15%
	携带者	正常	5%
21/21 易位	正常	携带者	100%
嵌合型	携带者	正常	100%
	正常	正常	低

(五)治疗

1. 无特效治疗 主要是监测生长发育、听力等。进行早期干预、教育及训练,如运动、语言训练、行为治疗等。

2. 无特殊饮食限制 补充维生素、叶酸、微量元素等。

(六)预防

唐氏综合征胎儿筛查:孕 15~20 周时,血清人绒毛膜促性腺激素(human chorionic gonadotrophin,hCG)升高,甲胎蛋白(α-fetoprotein,AFP)降低,以此作为筛查指标,检出率60% 以上,有一定的假阳性及假阴性。方法:孕早期取孕妇外周血测 hCG、妊娠相关血浆蛋白 A(pregnancy associated plasma protein-A,PAPP-A)进行初筛。孕中期测 hCG、AFP、

PAPPA。若 AFP、PAPPA 降低,hCG 升高,则需进一步做唐氏征胎儿产前诊断。已生育过唐氏患儿的夫妇再次生育,建议做产前诊断。

目前,无创产前筛查(NIPT)是预防 21- 三体非常重要的手段。高龄孕妇(35 岁及以上)、有唐氏综合征家族史以前的孕次中有染色体异常的病例的都建议进行无创产前检测。这种检测技术通过采集孕妇早孕期(10 周左右)的血液样本,分析其中的胎儿游离 DNA(cfDNA),从而筛查胎儿的染色体异常情况,可以检测母体血液中的胎儿 DNA 片段,以评估胎儿染色体异常的风险,包括 21- 三体综合征、18- 三体综合征、13- 三体综合征,对于 21- 三体综合征的检测准确率高达 99% 以上。

高龄女性生育 21- 三体综合征患儿的风险较高,建议孕龄妇女选择适宜的年龄科学生育。高龄孕妇应定期产检、通过科学的筛查和诊断措施,可以有效降低风险。

十四、猫叫综合征

(一)疾病描述

猫叫综合征(cri du chat syndrome)又称 Cat-Cry 综合征(cat cry syndrome)、5P- 综合征(5p syndrome)、5P- 单体综合征(5P monosmy syndrome)、Lejeune 综合征等,患者的哭声高而尖,似猫叫而得名。大部分病例由于第 5 号染色体短臂(P)部分缺失所引起,为最典型的染色体缺失综合征之一。其在活产婴儿中的发病率为 1/500 000~1/20 000。

(二)发病原因

猫叫综合征是由 5 号染色体短臂缺失所引起的。这种缺失主要涉及 5 号染色体的短臂(5p15 区域),导致一系列身体和智力方面的问题。

5p14区域被认为是猫叫综合征的特征区,当此处缺失时,可发生发音音调的变异。

(三)临床表现

患儿出生时体重低,平均体重低于2 500g,身长低于正常儿,平均头围31cm。生长障碍,最显著的特征为婴儿期有微弱的、悲哀的、似猫叫的哭声,此种哭声在呼气时发生,吸气时不出现,其产生机制不明,有人认为可能是会厌软骨软弱或喉软化导致呼气时喉部漏气所致,也有人认为与脑损害有关。典型哭声常在幼儿早期逐渐消失,但有些年龄较大儿童及成人患者仍有独特的哭声。

患儿颅面部发育不良,头小而圆,满月脸。两眼距离过宽及小下颌均很明显,睑裂轻度斜向外下,有内眦赘皮,斜视,白内障。鼻梁宽而平。小耳,稍低位,有时耳道窄。随年龄变化,小头持续存在,但脸变长,下颌骨发育不良更为明显。龋齿,腭弓高。1/3病例可有先天性心血管畸形。肾及各种骨骼畸形(如脊柱侧弯,并指/趾和肋骨畸形等)亦可见。四肢肌张力低,随年龄增长肌张力增高,反射增强。发育明显落后,2岁时才会坐,4岁时才会走,出现一种痉挛性步态。有些病儿似婴儿样卧床不起,不会说话或只能简单说几个字,智力低下,智商多低于20。

(四)疾病诊断

猫叫综合征的诊断主要是实验室检查:

1. 外周血细胞染色体核型分析 该病患儿第5对染色体中的一条发生短臂缺失,但缺失区域大小不等。起始部位为5p14-5p15,造成第5号染色体短臂为单体核型:46,XX(XY),5p−。该综合征患儿的缺失类型包括简单的末端缺失、中间缺失、易位型缺失以及其他类型的缺失。偶有嵌合体或环状染色体核型发生。

2. 荧光原位杂交　根据猫叫综合征的关键区域特异序列选择探针,并经生物素或地高辛标记后与被检查淋巴细胞或羊水细胞进行杂交,通过带有荧光素的亲和素显示信号进行定位,能有效地发现有无 5p 缺失及缺失断裂部位。正常人细胞中可见探针杂交部位显示特异的荧光信号。若无荧光信号,说明该部位缺失,是诊断该综合征的可靠依据。

(五) 治疗

无特效疗法,主要是对症治疗。

(六) 预防

遗传咨询是主要的预防方式,帮助患者、家属了解所患遗传病的性质、种类、遗传方式、预后、复发风险、可选择的治疗及预防措施等,包括确定诊断,估计再现风险,下一胎风险,是否需要和可以做产前诊断等,其中明确诊断是基础。

十五、努南综合征

(一) 疾病描述

努南综合征 (Noonan syndrome, NS) 曾称"男性特纳综合征 (male Turner syndrome)",是一种先天性疾病,大多数病例为散发性,家族性患者为常染色体显性遗传。特征性表现包括特殊面容、身材矮小、胸廓畸形、心脏病变和凝血障碍等,同时还可伴有上睑下垂、低位耳和眼距宽等特征性面容,蹼颈、视力异常、隐睾和凝血缺陷等,1/3 的患者有中度的智力障碍。目前主要通过定期随访及时发现异常,并予以对症治疗,预后主要与心脏病变的严重程度有关。国外报道发病率为 1/2 500~1/1 000 活产儿。

(二) 发病原因

RAS/MAPK 信号通路是一条重要的细胞信号传导通路,它在细胞生长、分化和存活中发挥关键作用。努南综合征的基因变异会导致该信号通路过度活跃,导致异常的细胞发育和功能。已知的致病基因包括 *PTPN11*、*SOS1*、*RAF1*、*RIT1*、*RASA2*、*LZTR1*、*SOS2*、*CBL*、*KRAS*、*NRAS*、*BRAF*、*PPP1CB* 等,以点突变为主,其中 *PTPN11* 变异最常见,占 50%,*SOS1* 变异约占 13%,*RAF1* 变异占 3%~17%,*KRAS* 变异少于 5%。

(三) 临床表现

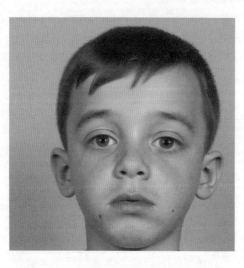

1. 面部特征　所有患者都有特殊面容,包括眼距宽、内眦赘皮、眼睑下垂并下斜;耳郭厚,双耳位置低并后旋(呈"招风耳"状);小下颌。小儿患者还可有前额饱满,后发际低,前鼻短、鼻尖饱满、鼻梁低,鼻唇沟深而宽,直达上唇,唇厚等特点。

2. 身材矮小　患者出生时身材正常,1 岁后体格发育开始落后于同龄人,出现身材矮小现象。

3. 心脏病变　50%~80% 的患者有先天性心脏问题,如肺动脉瓣狭窄、心肌增厚等,可出现心悸、胸闷、发绀、乏力、呼吸困难等症状。

4. 神经系统、认知和行为问题　患者可有喂养困难、视力障碍、关节张力减退的运动过度、反复性癫痫发作、听力损失、周围神经病等。婴幼儿期运动发育迟缓,进入学龄期后协调能力差,部分患者有学习障碍。

5. 生殖系统　女性患者可有青春期延迟,卵巢功能和第二性征发育基本正常。男性患者约半数睾丸功能正常,其余可有隐睾、无精子、青春期延迟、第二性征发育不全。

其他还可有乳距宽、肘外翻、斜视、眼颤、肝脾大、鸡胸或漏斗胸等胸廓畸形、肾畸形、出血倾向等症状或体征。

(四)疾病诊断

患者特殊面容、临床表现及基因检测是努南综合征的主要诊断依据。

1. 心电图　可有心电轴极度右偏,左前区导联 QRS 波异常、异常 Q 波。

2. 基因检测　可作为确诊的依据,以 12 号染色体上 *PTPN11* 基因变异多见。

3. 血浆激素水平测定　促性腺激素和性激素正常,双侧隐睾或睾丸发育不全者可有血浆睾酮降低,促黄体生成素和卵泡刺激素增高。

(五)治疗

尚无特异性治疗,主要针对各种症状进行对症处理。

1. 手术治疗

(1)心脏病变者需定期随诊并接受评估,必要时选择合适时机行手术治疗。

(2)隐睾者需在学龄前进行手术治疗,有助于提高未来生育的概率并降低恶化概率。

2. 药物治疗

(1)一部分男性患者在青春期年龄后存在睾酮分泌不足,是雄激素替代治疗的指征。

（2）在儿童期必须定期监测其各方面的成长发展，曾对一些生长缓慢的患者使用生长激素治疗，但结果目前尚未得到评估。

（3）肥厚型心肌病患者可使用 β 受体阻滞剂、钙通道阻滞剂等药物治疗。

3. 康复治疗　语言迟缓需要特殊的语言康复训练。

（六）预防

早期识别和诊断努南综合征对于及时干预和治疗至关重要。通过常规体检和基因检测，可以及早发现努南综合征，一旦诊断进行定期随访、心脏问题的监测和对症治疗等疾病管理。

有遗传史或可疑变异者，于妊娠期间可通过羊水穿刺来进行产前诊断。

十六、石骨症

（一）疾病描述

石骨症（osteopetrosis）是一种罕见的先天性遗传疾病，又称为骨质石化症、大理石骨病、广泛性脆性骨质硬化症、粉笔样骨、先天性骨硬化症等。石骨症的发病特征为由于破骨细胞受损导致全身骨密度增加。

石骨症可分为 3 种类型：常染色体隐性遗传恶性石骨症（autosomal recessive malignant osteopetrosis）、常染色体隐性遗传中间型石骨症（intermediate autosomal recessive osteopetrosis）和常染色体显性遗传石骨症（autosomal dominant osteopetrosis）。

常染色体隐性遗传恶性石骨症又称为恶性婴儿型石骨症（malignant infantile osteopetrosis），发病率约为 1/300 000，在婴幼儿时期发病，进展快,病死率高。

(二)发病原因

本症的病因目前还不十分清楚,是一种遗传病,具有家族性,分为恶性型及良性型两种类型。恶性型为常染色体隐性遗传,良性型为常染色体显性遗传。石骨症的发病机制为破骨细胞功能缺陷,可能是由于破骨细胞刷状膜囊泡质子泵通道亚基因(ATP6i 基因,TCIRG1)变异所致。由于破骨细胞的数量不足或者功能不正常而影响软骨的吸收,导致骨密度均匀增加。

(三)临床表现

石骨症病变在宫内即已发生,可在宫内诊断,患儿常因感染而早期夭亡。全身骨骼的改变依起病时间及程度而异。临床上可分为:

1. 恶性型(malignant osteopetrosis,MOP)为常染色体隐性遗传,病情重,预后差。最先出现的临床症状是长骨骨折及贫血,严重者可在生后第 1 周内出现严重的溶血性贫血及黄疸。其他表现有脑积水,硬膜下血肿,颅内压增高,肝脾大,浅表淋巴结肿大及生长迟缓等。贫血是骨髓腔致密骨占据所致,肝脾及浅表淋巴结肿大是髓外造血的表现。由于脑神经受骨的压迫可致视神经孔狭窄引起视神经萎缩而失明,听神经孔的狭窄可致耳聋。容易发生佝偻病,反复感染可导致死亡。

2. 良性型为常染色体显性遗传,病情较轻,早期多无症状。该型患儿往往只有贫血而无骨折,成年时病情逐渐稳定,预后较好。

(四)疾病诊断

典型病例依据临床表现和实验室检查,结合骨骼 X 线摄片可明确诊断。恶性石骨症诊断依据是：

1. 进行性贫血、出血、易骨折、反复感染及生长迟缓。

2. 体检发现肝脾肿大，浅表淋巴结肿大，失明，耳聋。

3. X线表现为泛发性骨质硬化，骨皮质增厚、骨小梁消失和骨髓腔变窄。

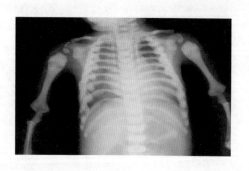

4. 血清钙、磷、ALP、尿羟脯氨酸水平正常，血清 TRAP 和 CK-BB 水平明显升高可作为本型的生化标志物和诊断依据。

5. 基因检测　为了确定是否存在石骨症相关基因变异，可以进行 *SNX10*（sorting nexin 10）、*TCIRG1*、*CLCN7*、*OSTMI* 等基因的测序。

（五）治疗

无特效疗法，主要是对症治疗，控制感染，输血，加强护理，防止外伤性骨折等。可用泼尼松、脾切除、骨髓移植及造血干细胞移植等。

（六）预防

石骨症的预防也包括人群遗传基因的携带者筛查，对家族史家庭成员的孕前遗传咨询、产前筛查和产前诊断。

十七、先天性中枢性肺泡低通气综合征

（一）疾病描述

先天性中枢性肺泡低通气综合征（congenital central hypoventilation syndrome，CCHS），是以呼吸中枢的代谢控制障碍为特征的一种罕见病，属于染色体显性遗传病。患者由于呼吸中枢化学感受器的原发性缺陷,导致对二氧化碳敏感性降低、自主呼吸控制衰竭、肺通气减少,发生高碳酸血症、低氧血症及一系列临床症状的疾病。

在新生儿中的发病率为 1/15 000~1/10 000。由于对该病认识的不足,国内外可能均存在漏诊病例。而对本病的早期发现和治疗,将有助于避免患者严重后果的发生。

(二)发病原因

目前认为 CCHS 的发病机制是由于患者呼吸中枢在入睡后对动脉血二氧化碳分压和动脉血氧分压的异常变化没有相应的通气反应所致。类似配对同源基因(PHOX2B)是其主要致病基因,变异类型包括丙氨酸重复扩展变异和非丙氨酸重复扩展变异,变异类型与临床表型有明显的相关性。

目前研究显示 90％以上的 CCHS 患者存在 PHOX2B 基因变异,其他基因如 RET、HASHI、GDNF、EDN3、MYO1H 变异也被证实为 CCHS 的致病基因。随着全外显子测序技术的发展,其他相关基因可能也会逐渐被发现。

(三)临床表现

典型先天性中枢性低通气综合征患者出生即可出现症状,表现为严重的自主神经功能不全,睡眠时不能充分通气,对高碳酸血症和低氧血症缺乏通气反应和呼吸节律调整等,严重者可出现猝死、右心衰竭等并发症。

自主呼吸调节异常可为典型的睡眠-清醒的通气变化,即清醒时肺泡通气良好,在睡眠时呼吸运动减弱,出现面色发绀,二氧化碳逐步增高,血氧饱和度持续降低。

（四）疾病诊断

典型先天性中枢性低通气综合征症状：持续存在的睡眠状态通气不足即高碳酸血症，症状常在 1 年内出现。除外可解释通气不足的肺部原发病或神经肌肉功能障碍且无心脏原发病的表现。基因诊断为 *Phox2b* 基因杂合子即可确诊。

（五）治疗

先天性中枢性低通气综合征是一种终身罹患的疾病，药物治疗无效，关键是改善通气障碍，呼吸支持和膈肌起搏是主要治疗手段。手术治疗仅适用 1 岁以上儿童。膈肌起搏器是通过手术在膈肌上放置电极和接收器。其他治疗：有创机械通气，即通过永久的气管切开接受正压通气治疗。无创通气，即通过双水平正压通气治疗。

（六）预防

对于不明原因睡眠中出现发绀、低氧血症、二氧化碳潴留的小婴幼儿，应该注意本病，应完善多导睡眠监测及基因检测，做到早期识别、早期诊断、早期干预，避免发生严重的并发症。

十八、小颌畸形综合征

（一）疾病描述

小颌畸形综合征（micrognathia syndrome，MS），又称腭裂 - 小颌畸形 - 舌下垂综合征、小下颌 - 舌下垂综合征、小颌大舌畸形综合征、吸气性气道阻塞综合征等。常是染色体异常综合征的多发异常之一。本病症以新生儿、婴儿时期的先天性小颌畸形、舌下垂，腭裂及吸气性呼吸道阻塞为特征。根据国外报道,发病率为每 8 500 个新出生婴儿中有一例发病。本病症引起的呼吸道阻塞造成死亡,发生率较高。

(二)发病原因

小颌畸形综合征的确切病因可能多种多样,包括遗传因素和环境因素,胚胎时左右下颌隆起没有发育,或左右下颌隆起融合后发育不良所致。常见的原因有:特定基因的变异,如 *TCOF1* 基因 [特雷彻·柯林斯综合征(Treacher Collins syndrome)]、*COL11A1* 和 *COL11A2* 基因 [斯蒂克勒综合征(Stickler syndrome)] 等;染色体异常,某些染色体异常,如 18- 三体综合征,也可能导致小颌畸形综合征;其他综合征相关:小颌畸形综合征常与其他综合征相关,如皮 - 罗综合征(Pierre-Robin syndrome)、斯蒂克勒综合征和特雷彻·柯林斯综合征。

(三)临床表现

小颌畸形综合征患者具有特殊的鸟状面容,下颌特小是本病的特征性表现,由先天性下颌骨发育不良所致。典型者,自出生起就有吸气性呼吸道梗死,有时可伴有喉喘鸣、发绀、肋骨及胸骨下吸入性凹陷,是由于下颌骨发育不全和腭裂,以及舌大占有较大空隙,且向后下垂移位所致。由于仰卧位时症状更甚,此类患儿常有喂养困难,不易吸吮吞咽,易咳呛,由此而致营养不良,体重不增,生长缓慢。50%~68% 患者有腭裂,食物易呛入气管与耳咽管,故易并发吸入性肺炎与中耳炎。约 20% 病例伴有心血管畸形,如动脉导管未闭,房间隔缺损,主动脉缩窄,右位心等,可因上

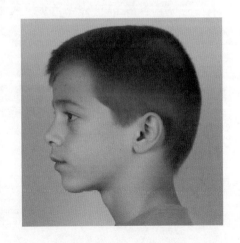

呼吸道梗阻而致肺动脉高压和肺心病。

其他畸形,可伴有眼缺陷、骨骼畸形、耳廓畸形、中耳、内耳结构异常引起的耳聋、腺样体肥大、先天性心脏病与智力低下等。

(四) 疾病诊断

小颌畸形综合征的诊断主要以典型体征和临床表现进行诊断。胎儿发育后期也可以通过 B 超测量下颌骨的大小进行产前筛查,对疑似病例做好管理呼吸和进食的准备。

(五) 治疗

一旦确诊小颌畸形综合征,治疗主要以对症治疗为主,治疗措施可以分为保守和手术治疗。目的是减轻呼吸道梗阻,改善通气和进食功能。

在婴幼儿期可以采用鼻咽通气道辅助通气,胃管喂食,下颌牵引成骨诱导下颌发育减轻呼吸道梗阻症状。必要时对有严重通气障碍的儿童,可以进行气管切开。如果成年后下颌骨仍然发育不良则可进行下颌牵引成骨及颏前移等手术治疗以治疗睡眠呼吸障碍及改善容貌。

(六) 预防

预防应从孕前贯穿至产前。孕前健康检查,提供孕产期保健服务,加强产前筛查、产前诊断和知情干预。

十九、线粒体肌病、脑肌病

(一) 疾病描述

线粒体病(mitochondrial disease)因中枢神经系统和骨骼肌对能量的依赖性最强,故临床症状多涉及中枢神经系统(线粒体脑病)和骨骼肌

[线粒体肌病(mitochondrial myopathy)]。

如病变除侵犯骨骼肌外,尚侵犯中枢神经系统,则称为线粒体脑肌病(mitochodrial encephalomyopathy),主要包括:Kearns-Sayre综合征(Kearns-Sayre syndrome,KSS)、慢性进行性眼外肌麻痹(chronic progressive external ophthalmoplegia,CPEO)、肌阵挛性癫痫伴破碎红纤维综合征(myoclonic epilepsy and ragged-red fiber disease,MERRF)、线粒体脑肌病伴高乳酸血症和卒中样发作(mitochondrial encephalomyopathy with lactic acidosis and stroke-like episode,MELAS)。

如病变侵犯中枢神经系统为主,则称为线粒体脑病,如莱伯遗传性视神经病变(Leber hereditary optic neuropathy,LHON)、亚急性坏死性脑脊髓病[subacute necrotizing encephalomyelopathy,SNE;又称"利氏病(Leigh disease)"]、阿尔珀斯病(Alpers disease)及门克斯病(Menkes disease)等。另外,尚有大量中间类型。

(二)发病原因

线粒体病主要由线粒体DNA(mtDNA)的变异造成,包括点突变、缺失、重复及丢失等。确定一个mtDNA变异是否为致病变异,有以下几个标准:

1. 在种系发生中属高度保守位点或此位点在mtDNA结构上具有明显的重要性。

2. 以异质性状态存在,这是导致线粒体病的mtDNA变异的一个普遍特点。

3. 在大量的正常人群中未能发现。

4. 在有类似表现型却又不属于同一家系的患者中发现相同的变异。

5. 变异发生的严重程度与临床及生化表型的严重程度呈正相关。

6. 使用无 mtDNA 细胞系的细胞融合实验证实,该变异足以引起呼吸链缺损,这已成为判断一个 mtDNA 变异是否与细胞功能障碍相关的标准方法。

7. 呈母系遗传,与线粒体疾病相关的核 DNA 损害包括:编码线粒体蛋白质的基因变异、蛋白质进入线粒体的障碍和基因组间的通信障碍。

(三) 临床表现

线粒体病是一组多系统疾病,除主要影响神经系统外,尚影响其他系统。最易受到影响的组织是:脑、骨骼肌及心肌。

1. 神经系统损害表现　眼外肌麻痹、青年人卒中、癫痫发作、肌阵挛、视神经病、肌病、偏盲、脑脊液蛋白升高、神经性耳聋、共济失调、痴呆、周围神经病及肌张力障碍等。

2. 多系统损害表现　心脏传导阻滞、心肌病、糖尿病、身材矮小、甲状腺功能低下、视网膜色素变性(可能与色素细胞的生理活动需较高能量相关)、白内障、乳酸酸中毒、耳聋、近端肾小管功能缺陷、肾小球疾病、肝病、小肠假性梗阻、发作性呕吐、全血细胞减少、胰腺功能失调及精神性疾病(特别是抑郁)。

3. 线粒体病合并的实验室检查异常(为以发生多寡为序)　骨骼肌活检中破碎红纤维(ragged red muscle fiber)、血清和脑脊液中的乳酸水平增高、肌电图肌源性损害、周围神经病、听力图检查示神经性耳聋、基底节钙化或 MRI 局限性信号异常、氧化磷酸化中酶的缺陷及 mtDNA 变异。体格检查时常无局灶体征,肌肉萎缩者少见,部分病例可查出深感觉减退、肌肉压痛。

(四) 疾病诊断

1. 检查　包括血清肌酸激酶、乳酸脱氢酶、谷草转氨酶。本组疾病中肌酸激酶和/或乳酸脱氢酶、谷草转氨酶增高者约占30%,因此诊断价值不大。

2. 血清乳酸检查 约80%以上的患者均表现异常。安静状态血清乳酸正常值为0.056~0.22mmol/L,血清乳酸与丙酮酸的比值被认为是细胞内氧化还原代谢的指标,此比值<20%为正常,在呼吸链缺陷时升高。

3. 电生理检查 约60%以上的病例表现为肌源性损害,少数病例也可表现为神经原性损害或二者兼而有之。神经传导速度在少数病例也可出现减慢,提示有周围神经损害。有时神经重复刺激表现为低频或高频刺激时波幅递减,提示神经肌肉接头处受累。脑电图检查对于伴有抽搐、癫痫样发作的线粒体脑病具有重要的意义。

4. 影像学检查 影像学(CT、MRI)的某些特征对线粒体病的临床诊断具有重要辅助作用,主要改变有:①基底节区、丘脑、苍白球、壳核、尾状核的异常钙化;②大脑皮质和皮质下白质低密度病变;③脑室周围白质病变;④脑皮质萎缩。

5. 肌肉活检 是诊断本组疾病必不可少的手段。

6. 线粒体 DNA 分析 DNA 分析可见 mtDNA 点突变、缺失、重复或丢失。

(五) 治疗

1. 对症治疗 最常见的癫痫症状,除慎用丙戊酸类药物,其余多数抗癫痫药均可控制发作;骨骼肌运动不耐受可增加有氧训练;眼睑下垂患者可进行整形手术;心功能受损患者可安装起搏器;听力受损患者可佩戴助听器或人工耳蜗;另外监测血糖、营养支持、维持肾功能也尤为重要。

2. 药物治疗 补充代谢辅酶来改善线粒体磷酸化功能:包括辅酶 Q_{10}、艾地苯醌、琥珀酸盐、维生素 K、肌酸、肉碱、烟酰胺、维生素 B_1、维生素 B_2、丙酮酸等;减少体内毒性代谢产物:主要为精氨酸口服治疗;清除氧自由基:联合运用多种抗氧化剂和代谢相关因子形成"鸡尾酒疗法";保护血管:使用精氨酸、依达拉奉和糖皮质激素。

3. 饮食治疗　生酮饮食(高脂肪、低碳水化合物)有利于丙酮酸脱氢酶缺失的患者。但也要注意长期高脂饮食对心脑血管的危害。

4. 成肌细胞移植及基因治疗　尚在研究之中。

(六) 预防

该病属于遗传性疾病,对确诊该病者或有该病家族遗传病史者进行产前遗传咨询和产前诊断有助于优生优育,为后代预防该疾病。避免感染、劳累或精神刺激等导致肌体能量消耗增加的因素,此外,引起线粒体功能受损及影响能量代谢的药物及麻醉药品也需谨慎。

二十、遗传性肾小管酸中毒

(一) 疾病描述

肾小管酸中毒(renal tubular acidosis,RTA),是由于近端肾小管回吸收 HCO_3^- 或 / 和远端肾单位排泌 H^+ 功能障碍所致的一组临床综合征。可分为远端肾小管型(Ⅰ型)、近端肾小管型(Ⅱ型)、混合型(Ⅲ型)和高血钾型(Ⅳ型)。

早期诊断和恰当治疗,患儿可正常生长,如果诊断延迟和 / 或治疗不当,可导致生长迟缓,远端 RTA 还可发生肾钙质沉积,进而发生肾衰竭。高血钾型是由于醛固酮缺乏,或远端肾单位对其反应低下所致。

(二) 发病原因

远端肾小管酸中毒(distal renal tubular acidosis,dRTA)是一

种罕见的肾小管疾病,其特点是肾脏酸化功能障碍导致的高氯性代谢性酸中毒。这种疾病可以因远端肾小管分泌 H^+ 障碍或近端肾小管对 HCO_3^- 重吸收障碍而发生,有时也可能同时存在这两种情况。目前已明确的遗传性 dRTA 致病基因包括 *SLC4A1*、*ATP6V1B1*、*ATP6V0A4*、*SLC4A4* 以及 *CA2*,这些基因变异会影响肾小管的酸碱平衡功能,导致酸中毒症状。

(三) 临床表现

1. 远端肾小管性酸中毒　典型症状为高氯性代谢性酸中毒。常见的临床表现乏力、尿液增多、软瘫和多饮、多尿。低血钾可导致心律失常,可致呼吸困难和呼吸肌麻痹。水、电解质紊乱可有低钾血症、低钠血症、低钙血症。由于远端肾小管排泌 H^+ 障碍,尿 NH_4^+ 及可滴定酸排出减少所致。多为常染色体隐性遗传,在婴儿期发病;或常染色体显性遗传,多于 2 岁后发病;或为散发性,发病早晚不定。

2. 近端肾小管性酸中毒　该型多见于男性,常在生后 18 个月内发病,症状与 I 型肾小管酸中毒相似,但较轻,主要表现为厌食、呕吐、呼吸增快、脱水、体重不增、生长迟缓等。虽然酸中毒比远端 RTA 更重,多数患儿可随年龄的增长而自然痊愈。

(四) 疾病诊断

1. 远端肾小管性酸中毒　生后出现呕吐、多尿、脱水和高血氯代谢性酸中毒而无其他原因可解释者应考虑本病。在严重酸中毒时,其尿 pH 也不能降到 5.5 以下,可以诊断。

2. 近端肾小管性酸中毒　代谢性酸中毒的临床表现。当血浆 HCO_3^- <16mmol/L 时,尿 pH 可低于 5.5。而当 HCO_3^- 高于该患儿肾阈值(低于正常肾阈值)时,尿 pH 即高于 6.0。

（五）治疗

1. 纠正酸中毒。

2. 补充钾剂。

3. 严重酸中毒、脱水患儿需立即静脉补液,纠正脱水,维持有效循环,待病情控制和稳定后改为维持治疗。

（六）预防

1. 针对病因预防　加强遗传咨询,对可能引起肾小管酸中毒的疾病进行早期诊断和治疗。

2. 合理饮食　保持均衡饮食,避免过度摄入酸性或碱性药物,以维持体内酸碱平衡。

3. 避免过度劳累　保证充足的休息和睡眠时间,以减轻肾脏负担。

二十一、软骨发育不全

（一）疾病描述

软骨发育不全(achondroplasia)是最常见的遗传性骨骼发育异常。本病由成纤维细胞生长因子受体3(*FGFR3*)基因变异引起,以额部隆起、面中部发育不全、耳鼻系统功能障碍和肢根性身材矮小(男性平均身高为131cm;女性平均身高为124cm)等为特征。软骨发育不良症在新生儿中的发病率为1/15 000~1/4 000。

（二）发病原因

软骨发育不全是一种常染色体显性遗传病,主要由成纤维细胞生长因子受体3(*FGFR3*)基因发生致病性变异引起。患者大多为杂合子。有很大一部分病例为死胎或在新生儿期即死亡,多数患者的父母为正常发育,提示可能是自发性基因变异的结果。

(三)临床表现

头大、肢短侏儒,出生时即可发现患儿的躯干与四肢不成比例,体态特殊,从外表可作出诊断。躯干长度正常。肢体近端受累甚于远端,如股骨较胫、腓骨,肱骨较尺、桡骨更为短缩,这一特征随年龄增长更加明显,逐渐形成侏儒畸形。面部特征为鼻梁塌陷、下颌突出及前额宽大。中指与环指不能并拢,称"三叉戟手"。可有肘关节屈曲挛缩及桡骨头脱位,下肢短而弯曲呈弓形,肌肉尤显臃肿。脊柱长度正常,但在婴儿期即可有胸椎后凸畸形。

婴儿期枕骨大孔狭窄在患儿中也比较常见,主要症状为腰腿痛及间歇性跛行。在婴儿期,典型病例即出现轻到中度的肌张力减退,运动发运能力延迟,部分患儿因呼吸障碍或中枢性呼吸暂停而在一岁内死亡。患者一般智力正常,但由于体态特殊,可因自卑而不愿与他人交往,智力发育比同龄儿稍差。

(四)疾病诊断

1. 根据患者的典型身材、面貌和手指呈三叉戟状,可以作出诊断。

2. 影像学检查对诊断有辅助作用。

(1)X线检查可以确诊:X线检查可见股骨远端生长板呈倒 V 形。干骺端增宽,骨骺外观则相对正常。下肢长骨可呈方形,骨盆宽而短,坐骨切迹小。骨盆入口形似香槟酒杯。在腰椎,由上而下,椎弓根间距逐渐减小。椎弓根增粗,椎体可发生楔形变。

(2)磁共振检查:对于判断脊髓受压程度有较明确的价值。

3. 超声检查 产前监测股骨发育有一定意义。

(五) 治疗

软骨发育不全尚无法完全治愈,但综合管理和积极干预可以改善患者的生活质量。

1. 生长激素对部分患者有效,但并不能达到完全正常身高。
2. 腿部增长手术可以使一些患者的身高增加。
3. 需要注意中耳导水管安放、牙科问题、肥胖等并发症的管理。

(六) 预防

因为大多数病例是由未患病父母发生了完全不能预测的基因变异所引起的。遗传咨询可以帮助患病成人进行选择性生育。早诊断早治疗是本病的防治关键。婴儿如未夭折,成年后可以胜任各种工作,预后良好。

二十二、先天性鱼鳞病

(一) 疾病描述

先天性鱼鳞病(congenital ichthyosis,CI)是一组遗传性皮肤脱屑性疾病,主要表现为皮肤细胞分化异常,导致皮肤出现干燥、粗糙、鳞状的外观。新生儿期起病的先天性鱼鳞病包括性联寻常性鱼鳞病、板层状鱼鳞病、显性遗传先天性鱼鳞病样红皮病、胎儿鱼鳞病、火棉胶婴儿等。

(二) 发病原因

鱼鳞病系遗传性疾病,根源在于基因的异常,不同类型的鱼鳞病,异常基因所在的染色体和定位不相同,目前对致病基因的定位还处于研究之中。性联寻常性鱼鳞病与类固醇硫酸酯酶异常有关。板层状鱼鳞病为常染色体隐性遗传。显性遗传先天性鱼鳞病样红皮病与 12 号染色体上的 K1 角蛋白基因或 17 号染色体上的 K16 角蛋白基因变异有关,这些基因的变异可能引起角质形成细胞内张力细丝异常聚集,破坏细胞骨架网及板层小体分泌。

(三) 临床表现

1. **性联寻常性鱼鳞病** 又名黑鱼鳞病,X 连锁隐性遗传,几乎全部见于男性,出生时或出生后不久即发病。皮损表现为四肢、面部、颈、躯干、臀部大片显著的鳞屑,以面部、颈、躯干最严重。皮损不随年龄而减轻。

2. **表皮松解性角化过度鱼鳞病** 又称大疱性先天性鱼鳞病样红皮病:为具有高畸变率的常染色体显性遗传病。临床少见。生后或生后数月,可有泛发性及局面限性损害。泛发性者出生时全身即有铠甲样厚层鳞甲,生后即脱落,出现泛发性潮红及鳞屑,剥除鳞屑呈现润面,红斑可逐渐消失,可再发生较厚疣状鳞屑,局面限性者仅在四肢屈侧及皱襞部可有较厚的鱼鳞状角质片。

3. **板层状鱼鳞病** 又名隐性遗传先天性鱼鳞病样红皮病。常染色体隐性遗传,出生时或出生后不久即可发病,皮损特点为粗大的、灰棕色板样鳞屑中央黏着,边缘呈游离高起,伴弥漫性红斑,掌趾常见中度角化过度,约 1/3 患儿有睑外翻。

4. **胎儿鱼鳞病** 又称丑胎,为罕见遗传性皮肤病,属常染色体隐性遗传。患儿出生时即可见全身覆盖角质性盔甲状斑块,双耳廓缺如或发育不全,有显著的睑、唇外翻,O 形嘴,面容丑陋,大多数为死胎,或生后因呼吸、吸吮困难于数天或数周内死亡。

5. **火棉胶婴儿** 又称新生儿鱼鳞病、先天性鱼鳞病,是新生儿期较为常见的一种皮肤病,属隐性遗传。患儿出生时即可见全身被覆一层羊皮纸样或胶样薄膜,故又称羊皮症。

（四）疾病诊断

1. 五型的皮损表现。

2. 组织病理改变

(1) 显性遗传性鱼鳞病：表皮中度角化过度，伴颗粒层变薄或消失；

(2) 性联寻常性鱼鳞病：角化过度，颗粒层正常或稍厚；

(3) 表皮松解角化过度鱼鳞病：角化过度，表皮细胞松解，颗粒变性。

3. 基因检测可确诊。

（五）治疗

1. 治疗目的是缓解症状，增加角质层含水量和促进正常角化。

2. 全身治疗，可试用维生素 A、13- 顺维 A 酸、银屑灵或甲氨蝶呤。

3. 局部可用增加角质层含水量，去除过度角化的物质，如鳞康等。

4. 有感染可外用抗生素软膏。

5. 中药治疗以祛屑生新、荣肌润肤、改善血液微循环系统，强化皮肤新陈代谢，调节人体自生免疫机能为主。

（六）预防

对有家族史的孕妇进行产前筛查、产前诊断及遗传咨询。对患者的护理以促进患者皮损症状减轻，身体各项指标正常或维持理想水平为主，避免发生感染或在感染发生时能被及时发现和处理等。

二十三、色素失调症

（一）疾病描述

色素失调症(incontinentia bioaugmentation，IP)，又称色素失禁症、

Bloch-Sulzberger 综合征、Bloch-Siemens 综合征、真皮变性黑皮病,是一种罕见的 X 连锁显性遗传疾病,主要影响皮肤、毛发、牙齿和中枢神经系统。常伴有眼、骨骼、中枢神经系统异常,新生儿发病率为 1/50 000。

(二) 发病原因

色素失调症是少见的 X 连锁显性遗传病,与染色体 Xq28 上 *NEMO* 基因变异有关。男性病情严重,多为死胎。也可为常染色体显性遗传,发病机理涉及基因变异和细胞凋亡异常。

(三) 临床表现

色素失调症主要为女性发病,男女之比为 1∶20,在出生时即有皮肤改变,少数在出生后 1 周左右起病。皮肤损害分为三期:

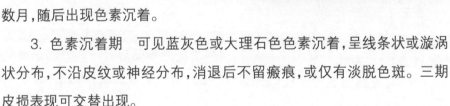

1. 红斑水疱期 可见红斑、丘疹和水疱,可见呈线状排列的清澈大疱,见于四肢,成批出现,每批持续数天或数月,随后演变为疣状皮疹。

2. 疣状增生期 可见疣状皮疹呈线性排列于手和足背,持续数周或数月,随后出现色素沉着。

3. 色素沉着期 可见蓝灰色或大理石色色素沉着,呈线条状或漩涡状分布,不沿皮纹或神经分布,消退后不留瘢痕,或仅有淡脱色斑。三期皮损表现可交替出现。

(四) 疾病诊断

根据病史、皮疹的特征性表现及演变可诊断。

疾病篇

（五）治疗

1. 对症治疗 继发感染时局部使用抗生素。
2. 对神经系统、眼、骨骼异常进行相关专科治疗。
3. 皮肤损害可自愈，应防止感染。

（六）预防

通过遗传咨询和产前诊断可减少本病的发生。

二十四、大疱性表皮松解症

（一）疾病描述

大疱性表皮松解症（epidermolysis bullosa，EB），即遗传性大疱性表皮松解症（hereditary epidermolysis bullosa），是一组少见的多基因遗传性水疱样皮肤疾病，发生率为 2/10 万活产儿，一般分为三型：单纯型、营养不良型和交界型。其主要特征为皮肤受压或摩擦后即可引起大疱，被归于机械性大疱病，皮损易发生在受外力影响的部位，如四肢关节等处。临床表现变异性大，内脏器官可受累。伤口修复后可遗留皮肤损害和结痂。

（二）发病原因

大疱性表皮松解症由于编码表皮和基底膜带结构蛋白成分的基因变异，使这些蛋白合成障碍或结构异常，导致不同解剖部位水疱的产生，其中，单纯性大疱型表皮松解症与编码角蛋白 5（*KRT5*）和编码角蛋白 *14*（*KRT14*）基因变异有关；交界型大疱性表皮松解症与编码板层素 5、XVII 型胶原等物质的 *LAMB3*、*LAMA3* 和 *LAMC2* 基因变异有关；营养不良性大疱性表皮松解症与编码VII型胶原的 *COL17A1* 基因变异有关。

（三）临床表现

1. 单纯型大疱性表皮松解症　通常在受压或机械损伤后发生。在大疱出现之前，受累皮肤可能会出现淡红斑、轻度瘙痒或烧灼感，随后形成清澈且紧张的大疱，偶尔会出现血疱。大疱破裂后形成糜烂，但愈合较快且不会留下瘢痕(无感染并发的情况下)。该病好发部位包括手、足、膝、肘、颈等，尤以手足最为常见。约2%的患者可能出现口腔、生殖器和肛周黏膜的轻度受累，但总体上身体发育正常。

2. 交界型大疱性表皮松解症　在出生后即表现出广泛的水疱、大疱、糜烂和结痂。愈合后，患处会出现萎缩性瘢痕。口腔黏膜常有糜烂、溃疡和瘢痕，导致张口困难。患者的一般情况较差，生长发育迟缓，常伴有严重贫血，预后不佳，大多数患者在2岁内死亡。

3. 营养不良型大疱性表皮松解症　分为常染色体显性和隐性遗传两种类型。

(1) 显性遗传营养不良型大疱性表皮松解症：这种类型好发于四肢，患者常见表皮囊肿和粟丘疹，少数病例累及黏膜。

(2) 隐性遗传营养不良型大疱性表皮松解症：患者病情更为严重，出生时即出现广泛的水疱、大疱和糜烂，有时会形成血疱。皮损缓慢愈合后，留下萎缩性瘢痕和粟丘疹。严重的瘢痕常导致膝、肘、腕、踝关节屈曲挛缩及功能障碍。黏膜受累尤以食管复发性大疱最为常见和严重。食管病变通常在幼儿期出现，但在成人期表现明显，导致吞咽困难，常引起吸入性肺炎。由于广泛糜烂造成的体液及蛋白质丢失，患者多在儿童期或青春期因继发感染、败血症、肺炎或营养不良而死亡。

（四）疾病诊断

大疱性表皮松解症根据典型病史、家族史、临床特点，结合免疫组化及透射电镜检查一般可以确诊及分型。

1. 单纯型　系显性遗传,皮损为大小不等的大疱和水疱,水疱在表皮内,无棘层松解征,预后不留瘢痕,可留有暂时性色素沉着。受累患儿生长发育正常,毛发、甲、齿、黏膜很少受累,至青春期可获改善。

2. 交界型　常染色体隐性遗传,出生后就有广泛水疱、大疱、糜烂,预后有萎缩性瘢痕,口腔黏膜可受累,水疱发生于透明层。

3. 营养不良型　损害为松弛的大疱,水疱发生在致密下层,棘层松解征阳性,预后留下萎缩性瘢痕,常伴发粟丘疹,有色素障碍。身体和智力发育正常,毛发、牙齿常不累及,有时有鱼鳞病、毛周角化症、多汗或厚甲等。

此病具有遗传性,因此可通过基因检测进行诊断。

(五) 治疗

单纯型和营养不良型用大剂量维生素 E 可减轻症状。交界型可短期应用肾上腺皮质激素以缓解症状。此外,需要精心护理,避免使用鼻胃管、止血带、黏附性集尿袋、安慰奶嘴等,使用抗生素乳膏和非黏性敷料进行良好的伤口护理,避免外伤、摩擦、受热,保护创面,防止继发感染,给予营养支持。局部用碱性成纤维细胞生长因子促进表皮生长。

(六) 预防

遗传咨询和产前诊断可减少本病的发生。

二十五、多囊肾病

(一) 疾病描述

多囊肾病患者在新生儿期即有明显症状的多囊肾(polycystic kidney)属婴儿型多囊肾中的围产期型和新生儿型,为常染色体隐性遗传。前者可由于巨大的多囊肾导致腹部膨隆,以致胎儿娩出困难甚至为死产。

多囊肾病(polycystic kidney disease,PKD)是一种常见的常染色体遗传病,为单基因遗传,遗传学上将其分为显性和隐性两大类,两种类型均造成双侧肾脏发生病变。其中常染色体显性遗传性多囊肾病(autosomal dominant polycystic kidney disease,ADPKD)最常见,主要特点为肾小管上皮细胞来源的充满液体的囊泡不断地形成和扩张,且典型病例在中年时期会发展到终末期肾病(end-stage renal disease,ESRD)阶段,终末期肾脏病患者中使用肾脏替代治疗的 5%~10% 均由ADPKD 引起。ADPKD 多于成年后发病,发病率为 1/1 000~1/400)且预后不良,但目前临床上尚无有效治疗方法。

(二)发病原因

遗传性多囊肾病的发病原因主要是由于 *PKD1*、*PKD2*、*PKHD1* 基因变异,影响相关蛋白质的正常功能,导致肾脏细胞的异常增殖和囊肿形成。

(三)临床表现

尽管 ADPKD 通常在成年期出现症状,但儿童期也会出现一些临床表现,特别是在有家族病史的情况下。ADPKD 是多囊肾中最常见的类型,进行性形成并增多的囊肿导致两侧肾脏进行性增大是其最主要特点。ADPKD 伴有多种肾外表现,常损害到肝、脾及血管等。患者发病年龄一般较大,多在 40 岁以后,多有腰痛、上腹痛、高血压、血尿及腹部肿块等,这些临床表现的出现常常是肾实质已遭到严重破坏的信号,更严重的是这些损害将不断加重。尽管多数患者在中年以后发病,但目前很多证据表明 ADPKD 最早在胎儿期即可被诊断,且病情比成年发病者更重。

（四）疾病诊断

ADPKD 的致病基因主要为 *PKD1* 和 *PKD2*，其变异产物 PC1 及 PC2 在其发病过程中的作用机制正不断被阐明，可通过基因进行检测。

（五）治疗

ADPKD 是一种常染色体显性遗传疾病，主要表现为肾脏增大、腹部疼痛、高血压、血尿和蛋白尿。虽然目前医学无法完全治愈或逆转多囊肾，但治疗仍然可以对症缓解症状并预防并发症。以下是 ADPKD 的一些治疗方法：

1. 血压管理　对于年轻、体健、估算肾小球滤过率（glomerular filtration rate，GFR）大于 $60ml/(min \cdot 1.73m^2)$ 的患者，通常使用 ACE 抑制剂或 ARB 来控制血压。对高风险患者，如 Mayo 分类为 1D 和 1E 的患者，强化降压治疗可能有助于降低肾脏增大速率和 GFR 下降速率。

2. 限制膳食钠摄入　建议所有 PKD 患者限制膳食钠摄入，目标是每日不超过 2g（约 5g 盐）。减少钠摄入有助于改善血压控制和肾脏健康。

3. 增加液体摄入量　ADPKD 患者每日饮水量应保持在 3L 以上，除非 GFR 低于 $30ml/(min \cdot 1.73m^2)$ 或存在低钠血症的风险。充足的水分摄入有助于维持肾功能和降低囊肿增大速率。

4. 其他治疗方法　囊内穿刺引流术、解压术和肾移植是治疗 ADPKD 的主要方法。当多囊肾进入终末期时，可以考虑血液透析或肾移植等肾脏替代治疗。

（六）预防

遗传咨询和产前诊断可减少本病发生，防治肾脏并发症和维持肾功能是主要预防目的。

二十六、高铁血红蛋白血症

（一）疾病描述

高铁血红蛋白血症（methemoglobinemia，MetHb），也称为正铁血红蛋白血症、变性血色蛋白血症或变性红细胞血症，是一种罕见的血液疾病。其特点是血液中异常积聚了不能有效携带氧气的正铁血红蛋白（带 Fe^{3+} 而不是 Fe^{2+} 的血红蛋白）。这导致身体出现缺氧，皮肤和黏膜呈明显的发绀。

高铁血红蛋白血症分为先天性高铁血红蛋白血症和获得性高铁血红蛋白血症。在急诊情况下，高铁血红蛋白血症通常指后者，多为中毒性高铁血红蛋白血症。经过积极治疗后，患者预后良好。

（二）发病原因

高铁血红蛋白血症是一种比较少见的代谢性疾病，其常见病因有三种：

1. 先天性酶缺陷所致　最常见的酶缺陷是细胞色素 b5 还原酶的缺乏。

2. 先天性高铁血红蛋白血症合并血红蛋白 M 病　这是一种遗传性血红蛋白病，由血红蛋白基因变异导致。这种变异会导致血红蛋白更容易被氧化成正铁血红蛋白，从而影响其携氧能力。

3. 药物所致　某些药物和化学物质可以氧化血红蛋白，使其变成正铁血红蛋白。常见的药物包括局麻药（如普鲁卡因）、抗疟药（如氯喹）、磺胺类药物和某些抗生素（如硝基咪唑类）。进食大量不新鲜的蔬菜或咸菜,其中可能含有高浓度的硝酸盐或亚硝酸盐,这些化合物能引发高铁血红蛋白血症。尤其是在儿童中,更容易由于摄入这些物质而发病。

(三)临床表现

1. 先天性高铁血红蛋白血症　患者自出生即有无症状性发绀,遍布全身,皮肤颜色呈蓝灰、灰棕或紫色。发绀最明显的部位包括口唇、口腔黏膜、舌、鼻、额、耳朵和甲床。部分患者还可能伴有智力障碍、生长迟缓等症状。

2. 获得性高铁血红蛋白血症　慢性者主要表现为无症状性发绀,由于身体逐渐适应,患者可能没有明显的缺氧症状。急性者由于暴露于氧化性药物或毒物,患者会出现急性缺氧症状。症状的严重程度与血液中高铁血红蛋白的浓度有关,常见症状包括头痛、乏力、呼吸急促、心悸、严重时可能导致意识丧失。

3. 肠源性高铁血红蛋白血症　患者可出现呕吐、腹泻、腹痛症状,少数患者可出现乏力症状。

(四)疾病诊断

结合患者病史、临床表现以及检查结果有助于确诊:

1. 自幼发生的无症状性发绀,或接触氧化性药物或毒物后发生发绀。

2. 除外心肺疾患引起的发绀。

3. 血液呈巧克力色,在空气中振荡不变色,加氰化钾或经亚甲蓝孵育后,均可变成鲜红色。

4. 分光光度计光谱分析见到高铁血红蛋白吸收峰,加入氰化钾后消失。

5. 高铁血红蛋白含量超过总血红蛋白量1%。

6. 细胞色素还原酶性活降低（先天性）。

（五）治疗

高铁血红蛋白血症患者,可进行药物治疗,如亚甲蓝、维生素 C、核黄素等,严重者及亚甲蓝治疗无效,或不宜使用亚甲蓝治疗者,应换血或血液透析治疗。获得性高铁血红蛋白血症一般短期治疗,而先天性高铁血红蛋白血症则需要长期治疗。

（六）预防

1. 避免药物　避免长时间接触可诱发高铁血红蛋白血症的药物、化学制品等,远离被污染的环境,水或饮食符合卫生标准等,避免接触苯胺衍生物、硝酸盐等。

2. 产前基因诊断　部分高铁血红蛋白血症具有遗传性,如先天性高铁血红蛋白血症是常染色体隐性遗传性疾病,所以预防可加强婚前检查,积极进行胎儿的产前检查等。

二十七、先天性卵巢发育不全

（一）疾病描述

先天性卵巢发育不全即特纳综合征（Turner syndrome,TS）,是指患者染色体核型有一条完整的 X 染色体,另一条 X 染色体完全或部分缺失,或 X 染色体存在其他结构异常。临床主要影响女孩的正常生长、发育,表现为身材矮小,和性腺发育不良,并伴有一项或多项其他临床表现,但智力发育通常正常。本病需长期治疗,目前尚无法治愈。

（二）发病原因

先天性卵巢发育不全是一种性染色体疾病,也是唯一的人类出生后能存活的完全单体疾病,主要与染色体异常有关。

人生来就有两条性染色体(决定性别的染色体),男孩从母亲那里遗传X染色体,从父亲那里遗传Y染色体,女孩从父母双方各遗传一条X染色体。如果女孩体细胞内X染色体缺失或结构发生改变,则会引起先天性卵巢发育不全。

(三) 临床表现

先天性卵巢发育不全患者可有典型的躯体特征,也可仅有轻微可见的特征。典型临床表现为身材矮小、性腺发育不良、具有特殊的躯体特征(如颈蹼、盾状胸、肘外翻)等。

1. 生长落后 95%的先天性卵巢发育不全患者表现为矮小身材,但部分嵌合体或遗传靶身高较高者身高也可位于正常范围。

2. 性发育不良 表现为缺乏第二性征、青春发育或初潮延迟、原发性闭经、不孕不育等。

3. 面部及躯体特征

(1) 颅面部表现:小下颌、腭弓高、颅底角增大、后发际低。

(2) 眼部表现:内眦赘皮、上睑下垂、眼距宽、睑裂上斜、红绿色盲、斜视、远视或弱视等。

(3) 耳部表现:内、外耳畸形和听力丧失较常见,中耳炎的发生率高。60%的成人特纳综合征可出现进行性感应神经性听力丧失,35岁后进展更快,可致过早出现老年性耳聋。

(4) 牙齿改变:可有牙冠、牙根形态的改变,牙根吸收的风险增加,随后出现牙齿脱落。

(5) 皮肤改变:15%~60%的特纳综合征有皮肤色素痣增多,但黑色素瘤的风险未见增加,也可有白癜风等皮肤改变。

(6) 骨骼系统表现:非匀称性生长障碍,患者通常为矮胖体形、盾状胸、乳间距增宽、手和脚相对大。其他骨骼异常包括颈短、肘外翻、膝外翻、第 4 掌骨短、腕部马德隆畸形以及脊柱异常(10%~20%),如脊柱侧凸、脊柱后凸、椎体楔形变等。

(7) 外周淋巴水肿和蹼颈:外周淋巴水肿和蹼颈是新生儿期特纳综合征诊断的主要依据,但淋巴水肿可在任何年龄出现或复现,出生时的淋巴水肿通常会在生后两年左右消失。

4. 智力及神经认知功能改变 大多数患者智力正常,有小的环状 X 染色体者可出现智力障碍。部分患者可能有特殊类型的学习障碍,如非语言技巧的缺陷或特异性的神经心理缺陷,25% 的患者学龄期可出现注意缺陷、多动障碍。

(四) 疾病诊断

女性患者出现以下表现,可考虑诊断先天性卵巢发育不全:

1. 难以解释的生长落后。

2. 有性腺发育不良表现,缺乏第二性征、青春发育或初潮延迟、原发性闭经和不育。

3. 具有以下一项或多项临床特征,新生儿期手足水肿、项部皮肤增厚,特殊躯体特征包括蹼颈、后发际低、耳位低、小下颌、肘外翻、指甲发育不良、色素痣、高腭弓、第四掌骨短、脊柱侧凸,先天性心血管异常如左心异常、主动脉瓣异常、主动脉扩张、主动脉缩窄、主动脉弓延长,肾发育异常、慢性中耳炎、传导性或感音性耳聋,学习障碍特别是视觉空间或非语言技巧障碍等。

4. 染色体核型分析发现有一条 X 染色体,另一条 X 染色体完全或部分缺失,或存在其他结构异常,伴或不伴细胞系的嵌合。

5. 促性腺激素水平升高,雌激素水平低。

6. 盆腔 B 超提示子宫卵巢发育不良。

（五）治疗

先天性卵巢发育不全综合征，主要影响女性的生殖系统和身体发育，一旦诊断需长期治疗。其治疗目的是提高患者最终成人身高；诱导性发育，维持第二性征，使子宫正常发育；提高骨密度，促其达到峰值骨量；防治各种并发症。治疗方法包括激素治疗、生长激素治疗、辅助生殖技术和支持性护理等。

1. 激素治疗　雌激素替代治疗和生长激素治疗，大多数患者在青春期前需要接受雌激素替代治疗，促进第二性征发育，如乳房发育和月经初潮。这也有助于维持骨密度和心血管健康。特纳综合征患者通常身材矮小，生长激素治疗可以帮助增加身高。治疗通常在幼年期或青春期早期开始，并持续到骨骺闭合。

2. 辅助生殖技术　对于有生育愿望的患者，可以考虑使用辅助生殖技术，如体外受精。由于卵巢功能不全，通常需要使用供卵。对于年轻患者，可以考虑在青春期前保存卵巢组织，以备将来生育使用。

3. 定期体检和心理支持　特纳综合征患者需要定期体检，监测心血管、肾脏、听力等方面的健康状况，及时发现并处理潜在的健康问题。由于特纳综合征可能伴随心理和社会适应问题，如自尊心低、学习困难等，心理支持和辅导非常重要。

（六）预防

先天性卵巢发育不全综合征为遗传病，预防需要从母亲孕期做起。禁止近亲结婚、正规婚前检查。备孕期和孕期尽量避免接触可导致基因变异的电离辐射、化学毒物等。孕期按个人情况做好胎儿的畸形筛查，如超声检测颈项透明层厚度、羊水穿刺检查等。如高度怀疑胎儿染色体异常，可选择终止妊娠以避免患儿的出生。对已经出生的患儿,做到早诊断、早治疗,防止错过最佳治疗时期,造成严重的不良后果。

二十八、长 QT 间期综合征

(一) 疾病描述

长 QT 间期综合征(long QT syndrome,LQTS)又称耶韦尔和朗格 - 尼尔森综合征(Jervell and Lange-Nielsen syndrome,JLNS),是一组有遗传倾向,可能导致心脏快速、混乱心跳(心律失常)的疾病,主要表现为心电图上 QT 间期延长为特征,易发生尖端扭转性室速、室颤和心源性猝死的综合征,可能伴有先天性耳聋。

近年来的研究发现,此病有遗传性还可能由后天获得,可能是一种慢性病毒感染或某种非感染性变性(主要为中毒),这种慢性病毒感染会由母亲传给子女或在同胞兄妹中传播。

(二) 发病原因

先天性 LQTS 通常与遗传基因变异有关。从遗传学的角度来看,LQTS 的遗传方式多种多样,包括常染色体隐性遗传和显性遗传。已经发现的致病基因涵盖了多个类型,它们编码的离子通道蛋白在心肌细胞的电活动中起着至关重要的作用。当这些基因发生变异时,心肌细胞的离子通道功能会出现异常,导致 QT 间期延长,进而引发心律失常。

获得性 LQTS 可能由药物、电解质失衡等因素引起,但通常是可逆的。环境因素同样可以诱发 LQTS 的发作。例如,剧烈运动、环境刺激(如夜间电话铃声、警车声音等)都可能成为疾病发作的诱因。这些外界刺激可能通过影响自主神经系统的功能,进而干扰心肌细胞的电活动,导致心律失常的发生。

一些药物也可能成为 LQTS 的诱因。某些抗心律失常药物、三环类抗抑郁药等可能干扰心肌细胞的离子通道功能,进而引发 QT 间期延长和心律失常。因此,在患有 LQTS 的人群中,需要特别注意避免使用这些药物。

(三)临床表现

1. 昏厥　该症状最为常见,一般可以持续 1~2 分钟,大部分患者在运动、情绪激动时会出现昏厥的现象。该症状一般没有先兆,会使患者直接失去知觉。

2. 抽搐　患者一般是由于心律失常、大脑缺氧而导致此症状的产生。

3. 猝死　部分患者猝死是发生在睡眠当中,若患者发病时心脏不能恢复正常心率,而且也没有及时使用除颤器,可能会导致患者猝死。

4. 其他症状　常由于恶性心律失常引起的心室射血功能停止,一般患者心搏骤停超过十秒就会出现意识丧失、昏厥,甚至是猝死。

5. 并发症

(1)心律失常:长 QT 间期综合征患者发病时,会导致心脏节律失去控制,引起心律失常。

(2)婴儿猝死综合征:婴儿猝死多发于生后 2~4 个月,其中有 10% 是由于长 QT 综合征引起。

(四)疾病诊断

LQTS 的诊断主要根据临床表现,病史,心电图,诊断主要从以下几点:

1. 家族成员晕厥史,心源性猝死。

2. QT 间期延长存在家族聚集性。

3. 有晕厥和 QT 间期延长,在情感激动或运动应激时发作意识丧失事件。

4. 心电图的特征性改变。

5. 基因检测　LQTS 的分子诊断主要是分子遗传学诊断,但并非所有患者都能查出致病基因,30%~50% 未检出致病基因。分子诊断的作用是找出无症状的基因携带者(特别是他们的 QT 间期正常时)。

(五) 治疗

1. β 受体阻断药为主的药物治疗。

2. 补镁、补钾等消除诱因治疗。

3. 人工心脏起搏器和植入型心律转复除颤器(implantable cardioverter defibrillator,ICD)治疗。

4. 左侧颈交感神经切除术。

5. 基因特殊治疗。目前尚无真正能纠正变异基因和改变离子流的基因特殊治疗。

(六) 预防

医生、患者和家属应密切配合,消除或避免各种诱因,如延长 QT 间期的药物、大量紫红色或葡萄饮料、低钾血症、精神刺激等。LQT1 患者避免游泳、跑步、生气、恐吓、惊吓等;LQT2 患者避免电铃、电话等听觉刺激。

二十九、卡斯尔曼病

(一) 疾病描述

卡斯尔曼病(Castleman disease,CD)曾称巨大淋巴结增生(giant lymph node hyperplasis)、血管滤泡性淋巴样增生(angiofollicular lymph node hyperplasia）。属原因未明的反应性淋巴结病之一，临床较为少见。其病理特征为明显的淋巴滤泡、血管及浆细胞呈不同程度的增生，临床上以深部或浅表淋巴结显著肿大为特点部分病例可伴全身症状和／或多系统损害，多数病例手术切除肿大的淋巴结后，效果良好。

临床上根据肿大淋巴结分布和器官受累的情况不同，将卡斯尔曼病分为单中心型和多中心型，前者往往仅累及单个淋巴结区域；后者则累及多个淋巴结区域，有较为明显的系统性症状。

（二）发病原因

卡斯尔曼病的发病原因一直是研究的热点。细胞因子白细胞介素-6、人类疱疹病毒-8（HHV-8）以及人类免疫病毒感染等因素可能与其发病有关，但确切的病因仍然充满了谜团。

最近的研究表明，卡斯尔曼病的发病可能与遗传背景有关。某些特定的基因变异可能增加患卡斯尔曼病的风险。这些基因变异可能影响到免疫系统的正常功能，导致淋巴细胞和浆细胞的异常增生，从而引发疾病。

环境因素也被认为卡斯尔曼病发病的一个重要因素。长期暴露于某些化学物质、放射性物质或病毒感染等因素可能增加患病的概率。这些环境因素可能通过影响基因表达或细胞信号传导途径来影响免疫系统的功能，从而引发卡斯尔曼病。

卡斯尔曼病的发病还可能与免疫系统的过度激活有关。在某些情况下，免疫系统可能会错误地将正常的细胞或组织视为威胁，从而引发过度的免疫反应，导致淋巴细胞和浆细胞的异常增生，进而引发卡斯尔曼病。

（三）临床表现

1. 卡斯尔曼病作为一种罕见的反应性淋巴结病，其临床表现多样且复杂。表现为淋巴结肿大、发热、肾脏损害等症状外,和其他一些重要的临床表现。

2. **孤立性淋巴结肿大** 单中心型卡斯尔曼病主要特征是孤立性淋巴结肿大,大多数患者无系统症状,通常出现在青年及儿童,成人相对少见。接近 60% 的患者无症状,一般在查体时才会偶然发现。单中心型卡斯尔曼病的临床表现主要为肿大淋巴结造成的邻近组织器官的压迫,报道的有肾梗阻、呼吸困难、咳嗽、腹痛等。

3. **严重的系统受累症状** 多中心型卡斯尔曼病存在严重的系统受累症状,大部分患者会有高热、乏力等症状。脾大、周围淋巴结肿大、水肿、咳嗽也常出现。血清学检查可见贫血、血小板减少、低蛋白血症、CRP 升高等。

4. **皮肤损害** 皮肤损害表现为红色或紫色的结节、斑块或丘疹,通常分布在四肢、躯干或面部。这些皮肤病变可能伴有瘙痒、疼痛或感觉异常,对患者的生活质量产生较大影响。

5. **神经系统受累** 也是卡斯尔曼病的一个常见临床表现。患者可能出现头痛、眩晕、视物模糊、肢体无力、感觉异常等症状。

6. **卡斯尔曼病还可能引起消化系统症状** 患者可能出现食欲缺乏、恶心、呕吐、腹泻或便秘等症状。

(四) 疾病诊断

卡斯尔曼病的临床表现无特异性,凡淋巴结明显肿大,伴或不伴全身症状者,应考虑本病的可能,淋巴结活检获上述典型的病理改变才能诊断,即本病的确诊必须有病理学论据,然后根据临床表现及病理,作出分型诊断。确诊前还需排除各种可能的相关疾病。

本病相关的基因变异位于 7 号染色体较多,如 *BRAF*、*WEE2*、*KMT2E*、*HDAC9* 和 *DNAH11*,基因检测可辅助诊断。

（五）治疗

卡斯尔曼病的治疗,早期诊断和及时干预至关重要。对于局灶型患者,手术切除肿大的淋巴结,而对于多中心型患者,则需要采用联合化疗、放疗或自体造血干细胞移植等综合治疗手段:

1. 手术切除 对于单中心型卡斯尔曼病,首选通过手术切除受影响的淋巴结来治愈。如果淋巴结位于胸部或腹部(通常如此),可能需要进行大手术。如果手术切除不可行,可以考虑使用药物来缩小淋巴结。

2. 药物治疗 多中心型卡斯尔曼病的治疗通常包括以下药物:

(1) 糖皮质激素:用于减轻炎症和免疫反应。

(2) 免疫抑制剂:帮助控制免疫系统的过度活跃。

(3) 化疗药物:用于抑制异常细胞的生长。

(4) 靶向药物:例如粉妥昔单抗和托珠单抗,用于治疗多中心型卡斯尔曼病。

（六）预防

本病为后天获得性疾病,不遗传。如果注意到颈部、腋下、锁骨或腹股沟区域的淋巴结肿大,或出现胸部或腹部饱胀感、发热、疲劳或不明原因的体重减轻,请及时就医。

三十、先天性脊柱侧弯

（一）疾病描述

先天性脊柱侧弯(congenital scoliosis,CS)是指由于椎体先天发育异常导致的脊柱侧向弯曲畸形,发病率为 0.5‰~1‰,是由于妊娠第 4~6 周脊柱发育异常造成的,导致脊柱不对称生长。先天性脊柱畸形可分为以下 3 种类型：

Ⅰ型：椎体形成障碍，包括半椎体、蝴蝶椎、楔形椎等。

Ⅱ型：椎体分节不良，包括块状椎、阻滞椎、骨桥等。

Ⅲ型：混合型，即一侧椎体分节障碍合并对侧椎体形成障碍。

其中椎体形成障碍和分节不良约占总体的 80%，而混合型约占 20%。

（二）发病原因

先天性脊柱畸形其病因较复杂，到目前为止尚不确定。易感基因及多基因的缺陷，母孕期接触一氧化碳及胎盘缺氧、糖尿病、服用抗癫痫药物、持续高热状态等，均可通过不同的环节诱导或者促进椎体病变的发生和进展。

（三）临床表现

早期脊柱侧弯畸形常不明显，不容易引起注意。生长发育期，畸形发展迅速，可出现身高不及同龄人，双肩不等高，胸廓不对称，脊柱偏离中线，一侧腰部褶皱皮纹，严重者可出现"剃刀背"，影响心肺发育，反复出现呼吸困难等症状。

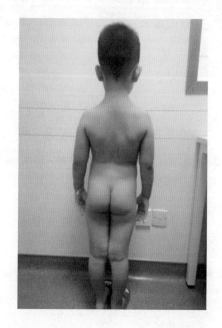

（四）疾病诊断

1. 出生前　目前胎儿脊柱超声检查及胎儿 MRI 在先天性脊柱脊髓发育异常的诊断价值已得到充分证实，再结合产前筛查及基因检测技术，先天性脊柱畸形在胎儿期即可诊断,对选择终止妊娠或产后早期治疗尤为重要。

2. 出生后　X线检查,最基本和常用的检查方法。摄片前要确定双侧下肢是否等长。Cobb角(沿上端椎的上终板和下终板各画一条线,两直线的夹角或两直线垂线的交角为Cobb角平地面的直线)用于衡量脊柱侧弯的严重程度,椎体旋转程度用于表示椎体的水平旋转的畸形程度。

3. CT检查　可以清晰地显示脊柱的三维畸形及椎体结构上的改变。

4. MRI检查　有利于显示脊柱畸形椎管内脊髓是否存在病变,对神经系统有异常的患者,需要进行检查。

(五) 治疗

1. 保守治疗(非手术治疗)包括观察、石膏固定、支具固定、牵引等治疗方式。

2. 先天性脊柱畸形的手术治疗应在早期进行(10岁以前)。手术的目的是改善躯干外观,阻止畸形进展,同时维持脊柱平衡,并最大限度地发挥脊柱生长潜力。

(六) 预防

先天性脊柱侧弯是一种由于脊柱先天发育异常导致的疾病,虽然在胚胎发育过程中形成,无法完全预防,但可以通过早期发现和干预来减轻其影响,减少其严重程度,提高患儿的生活质量,以下为一些预防和管理措施:

1. 孕期避免有害物质接触,如一氧化碳、烟草、酒精等,禁止服用抗癫痫药物。

2. 产前检查　定期进行超声检查,可以早期发现胎儿的脊柱发育异常,为后续干预提供参考。

3. 新生儿检查 出生后进行全面的体检,尤其是脊柱的检查,如果发现异常,尽早进行进一步的评估和诊断。

4. 早期干预 对于确诊的先天性脊柱侧弯,尽早进行治疗,如佩戴支具、进行物理治疗等,以防止侧弯加重。

5. 定期随访 定期进行脊柱的影像学检查,如 X 线片,以监测脊柱侧弯的进展情况,及时调整治疗方案。

三十一、朗格汉斯细胞组织细胞增生症

(一)疾病描述

朗格汉斯细胞组织细胞增生症(Langerhans cell histiocytosis,LCH)又称朗格汉斯组织细胞增生症、朗格汉斯细胞肉芽肿、组织细胞增生症 X,是一种炎性髓系肿瘤。LCH 可发生于任何年龄段,但以儿童多发,发病高峰年龄为 1~4 岁。LCH 患者临床表现多种多样,全身各器官系统均可受累,轻者累及骨骼、皮肤、垂体和肺,重者累及肝、脾和造血系统等危险器官。

病理检查是诊断 LCH 的"金标准",典型组织形态学病理表现为特征性朗格汉斯细胞组织细胞增生。此病流行病学尚无统一的证据,有报道 0~15 岁的发病率为每年 0.54/10 万例,其中 0~2 岁为 1.64/10 万例,男性发病比例略高。

(二)发病原因

病因尚不明确,可能和以下因素有关:朗格汉斯细胞组织细胞增生所致克隆增殖性疾病;细胞因子介导紊乱;染色体或染色单体的断裂等染色体异常;病理性朗格汉斯细胞的凋亡相关蛋白及抗凋亡蛋白和成活素的水平明显提高;还可能与病毒感染、免疫调节功能紊乱等因素有关。成人 LCH 几乎均与吸烟有联系。

(三) 临床表现

不同患者的临床表现差异很大,轻者仅有自限性的单纯的骨或皮肤病变,重症可表现为严重的全身多器官或多系统病变,可能危及生命。

儿童最常见的临床表现为疼痛性骨占位,其次为皮肤症状,还会出现一些系统症状,如:发热、体重减轻、腹泻、水肿、呼吸困难等,也可能与单系统或多系统疾病表现有关。

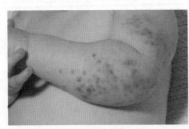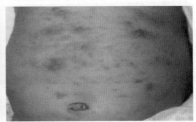

(四) 疾病诊断

LCH 诊断除需有临床表现外,还需有组织病理学和免疫组织化学检查依据。病灶组织活检是确诊 LCH 的最重要依据。近年来,正电子发射计算机断层显像的发展为评估 LCH 患者全身累及情况和疾病分期、分型提供了很大的价值。

LCH 患者存在原癌基因 *BRAF-V600E* 变异,基因检测对 LCH 患者的诊断、靶向治疗及预后评估中具有重要意义。除此之外,*TP53*、*U2AF1* 等基因的检测,对于疾病的诊断也有较大意义。

(五) 治疗

LCH 的治疗原则是根据不同的受累部位及有无危险器官累及进行分

组、分层治疗,主要分为诱导治疗及维持治疗:

1. 诱导治疗(时间为 1~6 周)主要包括长春新碱／长春花碱＋泼尼松±阿糖胞苷治疗,诱导治疗结束后评估治疗效果,根据诊疗计划进入维持治疗(时间为 7~52 周)或调整治疗方案;治疗过程中需注意控制和预防感染,使用激素期间应注意护胃、补充钙剂,并长期随访。

2. 对于治疗效果欠佳或复发的患者可予二线治疗或补救治疗,主要包括克拉屈滨±大剂量阿糖胞苷、造血干细胞移植或靶向治疗。

(六) 预防

患儿及其家长需定期监测受累部位的各种变化,有骨破坏者注意预防病理性骨折合并尿崩症者需在内分泌科随诊。治疗中枢性尿崩,肺脏受累者需注意监测低氧血症及继发严重感染。

三十二、视网膜母细胞瘤

(一) 疾病描述

视网膜母细胞瘤(retinoblastoma,Rb)是一种来源于光感受器前体细胞的恶性肿瘤。常见于 3 岁以下儿童,具有家族遗传倾向,可单眼、双眼先后或同时患病。本病易发生颅内及远处转移,常危及患儿生命。视网膜母细胞瘤发病率约为 1/15 000,没有明显的种族倾向。

(二) 发病原因

视网膜母细胞瘤的主要发病原因是 *RB1* 基因变异。*RB1* 基因是最先发现的抑癌基因。13 号常染色体 q14 基因组区的 *RB1* 双等位基因失活是引起视网膜母细胞瘤的重要原因。其编码的 pRB 是一种位于细胞核内的磷蛋白,对细胞周期起负调控作用,*RB1* 基因发生缺失、突变、灭活等改变即可导致肿瘤的发生。除此之外,染色体 1q、2p、6p及 16q 是 RB 中最常见的基因畸变,提示这些位点的改变可能与 RB 的发生和发展相关。

(三)临床表现

视网膜母细胞瘤的症状根据肿瘤的大小和位置而有所不同。常见的临床表现包括:

1. 白瞳症(leukocoria) 这是最典型的症状。在光线下瞳孔出现白色反光,通常在家长或医生给孩子拍照时偶然发现。

2. 斜视(strabismus) 当肿瘤影响了孩子的视力时,可能导致眼睛不能正常对准目标,出现斜视。

3. 视力下降 肿瘤影响视网膜功能,导致孩子视力急剧下降或丧失。

4. 眼痛和眼红 肿瘤增大可能引起眼部炎症和疼痛,眼睛外观可能变红。

5. 眼球突出 肿瘤生长可能会导致眼球外凸,特别是在病情进展较晚时。

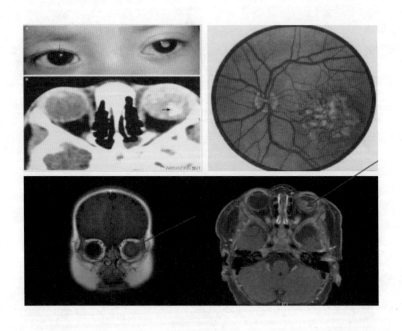

（四）疾病诊断

依据家族史、患儿年龄、症状与体征以及辅助检查进行诊断。临床较为常用的辅助检查包括：

1. 眼部检查　可以发现眼底病变的具体情况。

2. 眼 B 超检查　可以发现视网膜肿瘤呈实性占位，并可显示肿瘤钙化影像，以及视网膜受累的状态。

3. CT 检查　可以发现眼内高密度肿块、肿块内钙化斑，可以发现眶骨是否受累。

4. MRI 检查　评价视神经、眶内转移较其他检查更准确。

5. 病理检查　确诊视网膜母细胞瘤的金标准。

6. 基因检测　目前较为公认的病因为，位于 13q14 抑癌基因 *RB1*，双等位基因同时变异、失活，导致视网膜母细胞瘤发生。对于有视网膜母细胞瘤家族史的家庭，进行基因检测。早期开展新生儿早期眼底筛查，若发现异常进行早期干预，提高预后。

（五）治疗

治疗视网膜母细胞瘤的目的是挽救生命和保存视力，早发现、早干预是关键。视网膜母细胞瘤根据眼内期肿瘤原发灶及播散情况（主要包括肿瘤的眼眶浸润、淋巴结转移、视神经转移和血行转移等眼外期进展情况）以及肿瘤的发病特点和基因检测结果，将视网膜母细胞瘤分为 GroupA-GroupE 5 期：

对于 A 期、B 期患者，主要行局部治疗（激光或冷冻治疗，一般激光光凝多用于后部肿瘤，冷冻用于周边部肿瘤）；

C 期、D 期患者行化学治疗联合局部治疗，化学治疗主要包括以 VEC（长春新碱＋卡铂＋依托泊苷）为基础的静脉化疗、动脉内灌注化疗以及玻璃体内化疗；

E 期无临床高危因素患者是保眼还是摘眼,临床仍存在争议,在密切观察临床治疗反应的前提下,可先采用化学治疗联合局部治疗保眼,若治疗效果不佳,需尽快摘除眼球。E 期伴有临床高危因素的患者,行眼球摘除术。

（六）预防

早期诊断是提高 RB 治疗和预后水平,挽救患者眼睛和生命,保存视力的关键。RB 最早期的常见体征为白瞳症和斜视,随着病变的进展还会出现虹膜异色、眼红眼痛、角膜甚至眼球长大、眼球突出以及视力低下引起的异常行为。然而,临床上大多数患者出现眼部异常时已是晚期,即使得到良好治疗,以斜视为临床表现的患眼 5 年以上保眼率为 17%,而出现白瞳症的患眼 5 年以上的保眼率仅为 8.5%。因此,要做到早期诊断,须开展 RB 的产前预防性检测以及出生后的定期筛查,尤其对于有 RB 家族史的患儿。

产前检查,对明确携带基因变异的胎儿,可在孕 36 周提前生产并及时给予相应处理,最早在孕 33 周即可通过产科 B 超检查发现大的眼内肿瘤。对于基因检测阳性或携带者的新生儿,应尽早开始肿瘤的检查和治疗。具有 RB 家族史但未发现 *RB1* 基因变异的高风险家族成员应在 7 岁之前定期进行眼科检查。

三十三、枫糖尿症

（一）疾病描述

枫糖尿症(maple syrup urine disease,MSUD)是一种由于分支酮酸

脱羧酶的先天性缺陷,导致分支氨基酸分解代谢障碍性疾病。表现为患者尿液带有枫糖浆的香甜气味、进行性脑损害、惊厥、瘫痪或严重代谢紊乱。早期筛查和对症治疗对预防智力低下和其他神经系统损害至关重要。据统计,全世界 MSUD 新生儿发病率约为 1/85 000。

(二) 发病原因

枫糖尿症是一种常染色体隐性遗传病,它由于分支链 α-酮酸脱氢酶复合物(BCKAD)的缺陷而引起,导致体内分支氨基酸(亮氨酸、异亮氨酸和缬氨酸)及其有毒代谢产物(酮酸)在血液和尿液中积累而导致神经系统受损。

(三) 临床表现

该种疾病主要侵犯神经系统,多表现进行性脑损害症状,可引起小儿智力低下的重要原因。病情严重者可发生惊厥、代谢紊乱等。

1. 新生儿期症状　枫糖尿症通常在新生儿期即表现出症状,通常在出生后的几天到一周内出现。早期症状包括厌食、呕吐、嗜睡、肌张力低下(肌肉无力),以及高音调的哭声。如果不及时诊断和治疗,会迅速发展为严重的代谢性脑病。

2. 枫糖浆气味　这是最具特征性的症状之一。由于体内代谢物的积累,患者的尿液、汗液和耳垢中会散发出类似枫糖浆的甜味。

3. 神经系统症状　如果不及时治疗,患者会出现神经系统症状,包括惊厥、昏迷和脑水肿。长期来看,还可能导致智力发育迟滞和运动障碍。

4. 代谢性酸中毒　由于代谢异常,体内酸性代谢物增加,导致代谢性酸中毒,表现为呼吸急促、疲倦和昏睡等症状。

5. 肝功能异常　部分患者可能出现肝功能异常,包括黄疸(皮肤和眼白发黄)。

（四）疾病诊断

对于疑似患儿,可根据其严重智力低下和尿中特异气味来诊断。但确诊必须有血或尿支链氨基酸的色谱分析,或用患儿的白细胞或皮肤成纤维细胞培养。

新生儿筛查已被证明是筛查 MSUD 患者的有效方法,基因检测可确诊本病。用羊水穿刺、羊水细胞培养、酶活性测定等方法可对某些氨基酸代谢紊乱作产前诊断。

（五）治疗

枫糖尿症的治疗主要包括特殊饮食、药物治疗和监测。

1. 特殊饮食是枫糖尿症治疗的关键,患者需要限制富含支链氨基酸的食物,如肉类、乳制品和豆类,以及限制含糖食物,同时增加含有易于代谢的碳水化合物的食物。

2. 药物治疗常包括特殊的氨基酸配方和维生素补充剂,以帮助调节体内支链氨基酸的水平。

3. 定期监测血支链氨基酸水平,维持其水平在理想范围内。

（六）预防

产前诊断和筛查和遗传咨询可以减少本病的发生,新生儿筛选可早期诊断,预防严重并发症的发生。

三十四、黑斑息肉综合征

（一）疾病描述

黑斑息肉综合征(Peutz-Jeghers syndrome,PJS)又称"家族性黏

膜皮肤色素沉着胃肠道息肉病（familial mucocutaneous pigmentation gastroin-testinal polyposis）"，是一种遗传性息肉病综合征，其特点是胃肠道多发性息肉，伴有皮肤和黏膜黑色素斑，是一种罕见的常染色体遗传病。PJS息肉能够带来多种危害，危及患者生命，且有家族遗传性，故早诊断，早治疗是十分必要的。

（二）发病原因

黑斑息肉综合征是一种常染色体显性遗传的疾病，主要是由 *STK11*（也称为 *LKB1*）基因的变异引起的。*STK11* 基因位于人类染色体 19p13.3，编码一种丝氨酸/苏氨酸激酶，这种激酶在细胞能量代谢、细胞极性和细胞周期调控中起重要作用。基因变异会导致蛋白质功能的丧失，进而引起细胞生长失控和息肉的形成。

（三）临床表现

PJS就诊症状主要有黑斑、腹痛、消化道出血、贫血等，有 1/3PJS 患者在儿童期初次就诊。腹痛多由胃肠道息肉引起，早期时息肉小、数目少，胃肠道症状不明显，随着年龄增长息肉逐渐增大、增多，可能出现肠套叠、肠梗阻等，其中以肠套叠最常见，还可出现胆管梗阻、肛周脱出物等少见并发症。除此以外，息肉增长可引起急慢性消化道出血，甚至导致重度贫血。PJS的典型临床表现包括：

1. **胃肠道息肉**　通常在小肠、大肠、胃和十二指肠内发现，可分布至全胃肠道，息肉有单个存在，也有成簇存在。这些息肉可能导致腹痛、出血、肠梗阻等。

2. **皮肤和黏膜黑斑**　皮肤黏膜色素沉着斑有黑色、褐色、灰色等几种颜色，以黑色多见，形态主要呈圆形或类圆形，边界清楚，常见于口唇黏膜、四肢掌面、颜面部，甚至还有在肛周、阴唇、龟头等部位。超过 95% 的

PJS 患者可能出现黑斑。

3. 癌症风险增加　PJS 患者患胃肠道癌症(如胃癌、结直肠癌)以及其他类型癌症(如胰腺癌、乳腺癌、卵巢癌)的风险显著增加。

(四) 疾病诊断

1. 满足以下任何一项可以诊断

(1) 患者有任意数量的 Peutz-Jeghers 息肉,且近亲中有黑斑息肉综合征病史。

(2) 患者有 2 个及 2 个以上经组织病理学检查确认的 Peutz-Jeghers 息肉。

(3) 患者有特征性皮肤黏膜色素沉着,且近亲中有黑斑息肉综合征病史。

(4) 患者有特征性皮肤黏膜色素沉着,且有任意数量的 Peutz-Jeghers 息肉。

2. 基因检测　黑斑息肉综合征是一种常染色体显性遗传疾病,大部分与 STK11(LKB1) 基因变异引起,小部分由新生的基因变异引起。若高度怀疑该种疾病,应进行基因检测,若基因检测阴性,也不可排除该种疾病。

(五) 治疗

治疗主要目标是减轻症状、预防并发症和监测肿瘤。对于消化道多发性息肉,一般采用内镜手术或外科手术切除,以减少潜在的肠梗阻、出血或肠套叠等并发症的发生。定期的内镜检查对于监测息肉的生长和早期发现潜在的恶性变化至关重要。此外,针对其他器官的肿瘤或息肉,如乳腺、睾丸、卵巢等,也需要根据具体情况采取相应的治疗措施,包括手术切除、化疗或放疗等。

在治疗过程中,密切的多学科合作,包括消化内科、外科、遗传学和肿瘤学等领域的多学科协助,能够提供更全面、个性化的治疗方案,帮助患者管理疾病,并提高生活质量。

(六)预防

对于患有该综合征的个体,定期进行消化道镜检查和其他筛查是至关重要的,以便早期发现和治疗多发性息肉和潜在的恶性肿瘤。黑斑息肉综合征是一种遗传性疾病,遗传咨询和基因检测对于家族成员的筛查和预防也至关重要,有助于早期识别携带基因变异的个体,从而实施早期干预和治疗。

三十五、威廉姆斯综合征

(一)疾病描述

威廉姆斯综合征(Williams syndrome,WS),也称为 Williams-Beuren 综合征(Williams-Beuren syndrome,WBS)是一种伴有心血管畸形的染色体疾病,患病率约为 1/7 500。WS 发生的高危因素包括羊水异常、孕期过长、前置胎盘等。WS 患者临床表现多样,除存在心血管畸形,还可出现高钙血症、认知障碍、癫痫、胃食管反流、身材矮小等。

(二)发病原因

目前已确定 WS 染色体缺失部位为 7q11.23,缺失长度约 1.5Mb。缺失区域包含约 25 个基因,这些基因的缺失是 WS 多种临床表现的遗传学基础。其中,发现 *MAGI2* 缺失可导致婴儿痉挛;*LIMK1* 缺失会影响脊髓的功能连接;*BAZ1B* 缺失会引起神经发育失调;*GTF2IRD2* 缺失会导致认知、行为和适应能力下降。*GTF2IRD2* 对 *GTF2IRD1* 有

113

激活作用,因此 *GTF2IRD2* 的缺失会导致正常表达 *GTF2IRD1* 的位点发生结构改变,从而影响视觉空间或社交技能。此病发病率约为1/10 000。

(三)临床表现

其临床表现包括多种身体、认知和行为特征。主要临床表现如下:

1. 生长发育 出生前生长受限,生后体重增加缓慢,4 岁之前即生长缓慢,青春期身高突增短暂,女性患者易伴发性早熟。

2. 特殊面容 宽额头,两颊颧骨变窄,眶周饱满,星状 / 花边虹膜模式,斜视,短鼻,宽鼻尖,颧骨扁平,人中长,上下嘴唇厚,宽嘴巴,咬合畸形,小下巴和大耳垂。年幼的孩子出现内眦赘皮,脸颊满而小,牙齿间隔宽。成年人通常有很长的脸和脖子,加上倾斜的肩膀,导致外观更憔悴。

3. 心血管 75% 患有主动脉瓣狭窄,婴儿期常见外周肺动脉狭窄,任何血管都有可能狭窄。

4. 内分泌系统 早青春期,婴儿期高钙血症,高钙尿,甲状腺功能减退症,糖尿病。

5. 智力及认知功能 个体有轻度至中度智力障碍或学习困难,在言语短期记忆和语言方面具有相对认知优势,但在视觉空间构建方面极度薄弱。过度友好、注意力缺陷多动障碍、普遍性焦虑症等独特人格。

6. 独特的性格 过度友好,同情,焦虑,特定对象恐惧症,注意力缺陷 / 多动症。

7. 其他 疝气、睡眠困难、视力障碍、对声音过敏、慢性中耳炎、咬合不正、牙齿小或缺失、肾脏异常、便秘、呕吐、生长发育不良、肌肉骨骼异常、声音嘶哑。

（四）疾病诊断

根据患儿症状、实验室检查、超声心动图等进行诊断。患儿有心血管异常、发育迟缓、行为心理异常及典型面部特征。威廉斯综合征是常染色体显性遗传，主要表现为在 7 号染色体 7q11.23 区带发生约 1.5Mbp 缺失，涉及 MAGI2、LIMK1、BAZ1B 等多个基因的全部或部分缺失。确诊需依赖遗传学检测，使用荧光原位杂交（fluorescence in situ hybridization，FISH）、多重连接探针扩增（multiplex ligation dependent probe amplification，MLPA）、染色体微阵列（chromosomal microarray analysis，CMA）等方法检测染色体微小缺失，其准确率高达 98%。

（五）治疗

治疗主要针对患者的症状和并发症。心脏专家随访，监测四肢血压，心超，心电图，对于中一重度主动脉瓣上狭窄，首选外科手术治疗。对于外周肺动脉分支狭窄，可以采用经导管球囊扩张或者支架植入术。内分泌随访生长发育，监测血钙，尿钙，甲状腺功能，血糖等情况。眼科随访视力，耳鼻喉科随访听力，口腔科随访牙齿，消化科随访喂养情况，肾脏科随访肾功能，康复科随访运动发育，骨科随访脊柱，儿保科随访行为，注意力等。

（六）预防

对于患有该病的家庭，做好孕前遗传咨询，了解下一代每个孩子都有 50% 的患病风险，可采取辅助生殖技术阻断有害生育链的延续。生育过 WS 患者的孕妇，再生育要做好遗传咨询并进行产前筛查和产前诊断，可以及早发现胎儿是否携带有相关基因缺失，从而采取适当的预防和治疗措施。

三十六、心脏离子通道病

（一）疾病描述

心脏离子通道病（cardiac ion channelopathies，CICP）多数有特殊心电图表现，临床以在没有结构性心脏疾病的情况下易患缓慢或快速心律失常和心源性猝死为特征。多数为常染色体显性或隐性遗传，有家族性倾向或散发。常见的临床类型包括长 QT 间期综合征、短 QT 间期综合征、Brugada 综合征、儿茶酚胺敏感性多形性室性心动过速等，通过药物治疗或手术治疗可缓解症状。

（二）发病原因

心脏离子通道病是由于编码心肌细胞的各种主要离子通道亚单位的基因变异，导致离子通道功能异常的一组遗传性疾病。根据变异离子通道不同，可以分为钠离子通道病、钾离子通道病、钙离子通道病、氯离子通道病等。

（三）临床表现

心脏离子通道病作为一组遗传性疾病，其临床表现多种多样，但多以心律失常和猝死为主要特征。通常以晕厥或猝死为首发表现，其特点为发作前无先兆症状，多发生在剧烈运动时或情绪激动诱发。部分可在夜间睡眠状态，或受惊吓而发生。平时无胸痛、胸闷、呼吸困难等不适和表现。

患者通常会感觉心房快速而无序地跳动，导致心室率也相应增快，这个称为心房颤动，是一种常见的心律失常。这可能与离子通道功能异常导致心房肌细胞电活动不稳定有关。心房颤动的出现不仅增加了患者的不适感，还可能导致血栓形成、心力衰竭等并发症。

此外,心脏离子通道病还可能表现为心动过缓。心动过缓是指心率低于正常范围,常见于夜间或休息时。严重时可能导致晕厥、意识丧失等严重后果。这可能是由于离子通道功能异常导致心肌细胞传导速度减慢所致。

(四) 疾病诊断

根据患者的病史、临床表现、家族史及基因检测结果等多方面的信息进行诊断。

1. 实验室检查　主要是血清离子测定,可有电解质紊乱表现。

2. 心电图　长 QT 间期综合征可表现为尖端扭转型室性心动过速;短 QT 间期综合征表现为 ST 段近乎消失,常伴 T 波高尖、窄且不对称,QT间期 <300ms;Brugada 综合征典型表现为右胸导联 ST 段呈下斜型或马鞍型抬高。

3. 基因检测　基因检测可确诊。编码离子通道亚基单位的基因变异所致已发现至少 26 个亚型 1 500 多个基因变异。

(五) 治疗

1. 一般治疗　戒除不良生活习惯,规律生活,运动诱发者需适当限制运动,尤其是竞技类运动。

2. 药物治疗　应用 β 受体拮抗药及相应离子通道阻滞药对某些离子通道可能有效,补充相应的离子也是有效的辅助治疗方法。

3. 手术治疗　植入型心律转复除颤器 (implantable cardioverter defibrillator,ICD) 预防猝死,对大多数心脏离子通道病有效。不适合植入 ICD 者采用射频消融也有一定作用。左侧颈部交感神经节切除术可降低左侧交感神经亢进,使心肌复极离散度降低,以减少室性心律失常的发作。

（六）预防

对于已经确诊的孩子,要避免已知的诱发因素,例如剧烈运动、某些药物(如可引起 QT 间期延长的药物)和其他可能导致心律失常的情况。定期进行心电图检查,以便早期发现异常波形。

如果家族中有离子通道病的病例,建议进行遗传咨询和基因筛查,以了解其他成员的患病风险,早期预防、早期干预。

三十七、原发性肉碱缺乏症

（一）疾病描述

原发性肉碱缺乏症(primary carnitine deficiency,PCD)常见临床表现为无力、心肌病、脂质沉积性肌病、脂肪肝,急性期易发生低酮型低血糖、代谢性酸中毒,是一种潜在的致死性代谢病。不同国家或地区原发性肉碱缺乏症发病率有所差异,通过饮食和左卡尼汀补充治疗,绝大多数患者生存质量良好。本病通常在婴幼儿时期发病,但也可能在青春期或成年期才显现症状。早期诊断和适当的肉碱补充治疗可以显著改善患者的生活质量和预后。

（二）发病原因

本病发病原因主要是由于肉碱转运蛋白(*OCTN2*)基因(*SLC22A5*基因)缺陷,导致肉碱转运蛋白功能异常,使得肉碱无法从血液中有效转运到细胞内,尤其是肌肉和心脏细胞,从而导致细胞内肉碱缺乏。肉碱在人体内起着关键作用,主要负责将长链脂肪酸运送到线粒体内进行氧化,产生能量。当肉碱缺乏时,脂肪酸不能被有效利用,导致能量供应不足,并且在体内积累有毒代谢产物,最终引起一系列临床症状。

（三）临床表现

原发性肉碱缺乏症可自新生儿至成年发病,临床表现多样,主要表现为肌肉、肝、心肌损害,可分为肌肉型肉碱缺乏症、全身型肉碱缺乏症、心肌病等。

1. 肌肉型肉碱缺乏症　多在青少年时期起病,表现为运动不耐受、易疲劳、近端肌无力、肌痛、学习困难等,一些患者厌食、呕吐、腹痛、胃食管反流、便秘,免疫功能下降,反复感染,营养不良。

2. 全身型肉碱缺乏症　多在婴幼儿期起病,常表现为喂养困难、无力、肌张力低下、智力运动发育迟缓等。部分患儿食欲减退,恶心,呕吐,呼吸急促,嗜睡,便秘。

3. 心肌病　患者心肌脂肪变性,可出现肥厚型心肌病或扩张型心肌病,呼吸困难,水肿,心悸,心功能不全,常有家族倾向,如不明原因猝死及心肌病史。

（四）疾病诊断

根据患者存在肌肉、肝脏、心脏受累的临床表现,结合血液游离肉碱及酰基肉碱谱分析及基因检测 *SLC22A5* 基因变异可以确诊。

1. 实验室一般检查　常见血糖偏低,尿酸、肌酸激酶、转氨酶、游离脂肪酸等指标升高,急性期常有低酮型低血糖、肝功能损害、代谢性酸中毒、高氨血症。

2. 超声检查　常见脂肪肝、肝大,一些患者心肌肥厚、心脏扩大、心肌致密化不全。

3. 血酰基肉碱谱检测　游离肉碱显著降低($<10\mu mol/L$),多种酰基肉碱降低。

4. 基因检测　*SLC22A5* 等位基因变异。

（五）治疗

主要是补充左卡尼汀和饮食干预,针对合并症对症支持治疗。早期诊断、服用充足的左卡尼汀的患者预后良好,可正常就学就业,结婚生育。

1. 药物治疗　左卡尼汀能有效治疗原发性肉碱缺乏症,急性期需静脉点滴,稳定后终身服用,根据个体情况调整剂量,将血液游离肉碱浓度维持在理想范围。确诊后早期应用左卡尼汀可预防不可逆病变(如中枢神经系统损伤)。

2. 饮食治疗

(1) 鼓励红肉类食物,并补充维生素和铁剂,保证自身肉碱合成。

(2) 低脂饮食,尤其是限制长链脂肪酸摄入,有助于改善心肌肥厚。

3. 控制感染　感染等应激状态下体内肉碱消耗增加,需积极控制感染,避免意外事件。

4. 对症支持治疗　出现呼吸困难等症状者,予以吸氧、机械辅助通气等对症支持治疗。

（六）预防

1. 对有阳性家族史的夫妇进行基因检测,对其胎儿进行产前诊断,避免患儿的出生。

2. 开展该病的新生儿筛查,早诊断早治疗,预防患儿发病及猝死。

3. 对疑似患者进行血游离肉碱和酰基肉碱检测,一旦确诊,立即治疗。

4. 平时注意避免饥饿及长时间高强度运动,以免该病急性发作。并发其他疾病时,需加强监测现呕吐、食欲缺乏、反应差等情况,应立即就诊。

5. 定期随访血浆游离肉碱及酰基肉碱水平,并定期进行心、肝、骨骼肌功能检查,便于及时调整药物剂量。

6. 终身应用左旋肉碱替代治疗,患者切忌自行更改药物剂量或停药。

三十八、糖原贮积病Ⅱ型

(一)疾病描述

糖原贮积病Ⅱ型(glycogen storage disease type Ⅱ,GSDⅡ)又称蓬佩病或庞贝病(Pompe disease)、酸性麦芽糖酶缺乏症,是一种罕见的遗传性疾病,由于酸性 α-葡萄糖苷酶(acid α-glucosidase,GAA)酶缺乏导致糖原在溶酶体内异常累积,主要影响肌肉和心脏,表现为运动障碍,如四肢肌无力、肌萎缩和假性肥大,其心血管系统表现主要为心室肥厚,可见并发心力衰竭。可分为婴儿型、儿童型和成人型。未经治疗者,婴儿型常在1岁之内死于心衰和呼衰;儿童型常因反复呼吸道感染导致呼衰而致命,成人型预后较好。尽早酶替代治疗可显著改善预后。

(二)发病原因

糖原贮积病也称糖原累积病,由编码酸性麦芽糖酶(GAA,也称为酸性 α-葡糖苷酶)的基因变异导致 GAA 缺乏,糖原不能分解而沉积在溶酶体内,使溶酶体增生、破坏,甚至释放不正常的溶酶体酶而致一系列的血细胞结构破坏。

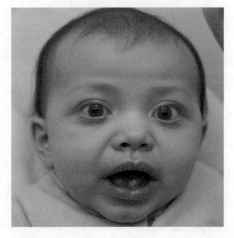

(三)临床表现

1. 婴儿型 出生后到1岁内发病,主要表现为全身肌张力降低合并心肌病。

（1）进食后发绀，呼吸困难，呼吸窘迫，心力衰竭。

（2）全身肌肉无力，呈弛缓性瘫痪，且病情进展较快，常在1岁之内死亡。

（3）可有巨舌，心脏扩大，少数患儿肝脏肿大，心律失常。

2. 儿童型　1岁以后起病。主要表现为四肢无力，类似肢带型肌营养不良症。常有呼吸困难、发绀、心脏扩大、心力衰竭及腓肠肌肥大。病情进展较慢，常因肺部感染致呼吸衰竭而死亡。但部分患者可生存20年以上。

3. 成人型　30~40岁发病，缓慢进展性的四肢肌肉萎缩、无力，近端较远端重。以躯干肌、骨盆带肌明显，半数以上患者影响呼吸肌。常被误诊为多发性肌炎或肌营养不良症。预后较好。

（四）疾病诊断

存在典型的临床症状，心脏和肌肉的特征性表现，GAA酶活性检测和基因检测可予确诊，实验室检查包括：

1. 血清酶检测　血清中肌酸激酶水平，通常会升高。此外，其他酶如谷草转氨酶和谷丙转氨酶水平也可能升高。

2. 干血片酶活性检　检测干血片中酸性 α - 葡萄糖苷酶活性，是初步筛查庞贝病的重要手段。如果酶活性明显降低，需要进一步确诊。

3. 基因检测　基因检测是确诊庞贝病的重要方法。通过基因检测可以发现 GAA 基因的变异类型。庞贝病通常由 GAA 基因的变异引起，基因检测可以帮助确认变异的类型和位点，从而确诊疾病。

4. 肌肉活检　肌肉活检可显示肌肉细胞中糖原的异常积累，是确诊庞贝病的传统方法。显微镜下可见肌细胞中大量糖原的堆积和溶酶体增大。

5. 超声心动图　用于检测心脏功能，特别是婴儿型庞贝病患者的心脏肥厚情况。

6. 呼吸功能测试　对于出现呼吸困难的患者,呼吸功能测试可评估肺功能,检测呼吸肌的受累情况。

(五) 治疗

确诊庞贝病后,应进行个体化治疗和管理,包括酶替代疗法(enzyme replacement therapy,ERT)基因治疗以及对症支持治疗和多学科综合管理(如营养、物理治疗和心肺功能监测)。

(六) 预防

1. 新生儿筛查　一些国家或地区会对新生儿进行庞贝病的筛查,通过检测新生儿干血片中的酸性 α-葡萄糖苷酶活性,早期发现和干预。

2. 遗传咨询和基因筛查　作为预防庞贝病最有效的方法,庞贝病致病基因携带者在生育前进行孕中羊水穿刺筛查,或利用第三代试管婴儿基因筛选技术,提前阻断庞贝氏患儿的出生。

三十九、特发性心肌病

(一) 疾病描述

特发性心肌病(idiopathic cardiomyopathy,ICM)主要是指遗传性因素导致的心肌疾病,也包括遗传性和非遗传性因素共同导致的混合性心肌病。患者常表现为心悸、气短、呼吸困难、水肿,严重者可出现晕厥或心源性猝死。治疗包括药物治疗、器械/消融治疗和心脏移植。

（二）发病原因

多为常染色体显性遗传，也有常染色体隐性遗传、线粒体遗传及 X 连锁遗传等遗传方式。本病主要可以分为家族性的扩张型心肌病（dilated cardiomyo-pathy，DCM）、肥厚型心肌病（hypertrophic cardio-myopathy，HCM）、致心律失常性右室心肌病（arrhythmogenic right ventricular cardiomyopathy，ARVC）、限制型心肌病（restrictive cardiomyopathy，RCM）、左室心肌致密化不全、遗传性转甲状腺素蛋白淀粉样变心肌病等类型。

（三）临床表现

特发性心肌病早期临床表现：无特殊症状，或仅有乏力等非特殊表现；劳力性呼吸困难，夜间阵发性呼吸困难。因感冒、用力排便、情绪激动等引发严重呼吸困难。伴严重心律失常患者可出现阵发性心悸、黑矇，甚至晕厥及猝死。

随着病情进展，可引起心律失常、心力衰竭、血栓栓塞而出现相应症状，出现呼吸困难，特别是平卧或夜间，因心脏充盈受限或者是活动后，因心脏泵血能力不足。胸部出现压迫感或疼痛，可能与心绞痛类似，但一般不如冠心病的胸痛剧烈。患者会出现体重迅速增加，下肢水肿、腹腔积液，甚至全身水肿，下肢水肿更为明显。夜尿增多、腹胀、容易疲劳等现象。

（四）疾病诊断

根据患者的临床表现、实验室及超声心动图、心脏核磁等检查，可以初步诊断为某种心肌病。需除外可能导致该种心肌病的继发性病因，如先天性心脏病、心肌缺血、心肌感染、心律失常、全身炎症、免疫性或代谢性疾病、药物毒性等。心内膜心肌活检和基因检测有助于进一步明确诊断。

基因检测可发现相关基因变异有助于明确诊断,还可根据基因变异的类型确定患者的分型和预后。

(五) 治疗

治疗原则是改善心力衰竭和心脏重构,控制心律失常,以及预防栓塞和猝死。提高生活质量和延长生存时间。

1. 药物治疗

(1) 心力衰竭患者可应用利尿剂、强心剂、血管扩张剂及 β 受体阻滞剂和肾素 - 血管紧张素 - 醛固酮系统拮抗剂等抗心衰治疗,抗心律失常治疗,必要时可进行抗凝治疗。

(2) 遗传性转甲状腺素蛋白淀粉样变心肌病患者可应用氯苯唑酸治疗。

2. 器械 / 消融治疗

(1) 心律失常严重的患者可行消融治疗。

(2) 猝死高危患者可植入心脏复律除颤器或行心脏再同步化治疗。

3. 手术治疗　药物治疗效果较差及终末期心衰可考虑心脏移植或植入心脏辅助装置,改善预后和提高生存质量。

(六) 预防

对于明确诊断的患者要保持良好的生活习惯,避免过度劳累,限制高盐食物,多摄入水果和蔬菜。根据医生建议进行适当的体力活动,但要避免过度运动。定期体检,监测相关检测指标对特发性心肌病非常重要。基因检测和产前检查有助于评估患者再孕的风险,家族成员建议进行基因检测或定期进行超声心电图等检查监测患病风险。

四十、特发性肺动脉高压

(一) 疾病描述

特发性肺动脉高压 (idiopathic pulmonary arterial hypertension, IPAH) 是一种严重的心血管疾病,指的是肺动脉内压力异常升高。其主要特征包括肺动脉内血管的狭窄和硬化,导致心脏必须更用力地泵血来将血液输送到肺部。这种情况如果不及时控制和治疗,可能会引发心力衰竭和其他严重并发症。本病发病率较低,大于为每百万人口有 6 人,男女发病率之比为 1:(2~3)。

由于不断有新的治疗肺动脉高压的靶向药物问世,IPAH 的预后有很大改观。应用靶向药物后 1~2 年的生存率为 80%~90%,生活质量也明显改善。

(二) 发病原因

引起肺动脉高压的原因多种多样,主要包括相关基因变异导致的遗传因素、病毒感染、某些减肥药物和毒品 (如安非他明、可卡因) 被证实会增加肺动脉高压的风险。此外,如先天性心脏病、风湿性疾病 (如系统性红斑狼疮)、慢性阻塞性肺疾病 (chronic obstructive pulmonary diseases, COPD) 等疾病亦会导致肺动脉高压。

(三) 临床表现

特发性肺动脉高压的临床表现,主要是肺动脉高压和右心衰竭的表现,具体表现取决于病情的严重程度。

早期症状包括:呼吸困难,无原因的胸闷或心前区疼痛,但可自行缓解。剧烈活动后感到气促或体力不支。容易疲劳,无力。

后期症状：运动后头晕、眼花。肺动脉高压逐渐加重时，肺毛细血管可能出现微小动脉瘤，偶然剧烈咳嗽会导致咯血。疾病发展后期，患者可能出现下肢水肿、更严重的呼吸困难，体质下降，肺部感染等。

特发性肺动脉高压症状的严重性与肺动脉高压的程度关系不大，与右心室功能不全有关。

（四）疾病诊断

1. 根据肺动脉高压的典型症状、体征及 X 线，超声心动图表现。必要时经右心导管直接测定肺动脉及右心压力。

2. 检查

（1）实验室检查：末梢血红细胞增多，贫血及血小板减少，血气分析 pH 正常，$PaCO_2$ 降低，PaO_2 正常或降低。

（2）胸部 X 线检查：可排除实质性肺部疾病引起的继发性肺动脉高压。常用于提示肺动脉高压的 X 线征象有：①肺动脉段突出；②肺门动脉扩张与外围纹理纤细形成鲜明的对比或呈"残根状"；③右心房、室扩大。

（3）心电图：可提示右心房、室的增大或肥厚。此外，肺型 P 波，Ⅱ、Ⅲ、aVF 及右胸前导联 ST-T 改变也是常见的心电图异常。

（4）超声心动图检查：可估测肺动脉压力，评价肺的结构和功能。IPAH 的超声心动图表现为右心室内径扩大、右室壁肥厚、室间隔向左移位、肺动脉明显增宽。

3. 排除由心肺疾病诱发的继发性肺动脉高压后，才能诊断本病。

（五）治疗

IPAH 是一种进展性疾病。主要针对血管收缩、内膜损伤、血栓形成及心力衰竭等方面，旨在降低肺血管阻力和压力，改善心功能，增加心排血量，改善症状及预后。

1. 肺动脉高压治疗　根据心功能分级和急性血管反应试验制定阶梯治疗方案。急性血管反应试验阳性者,可给予口服钙通道阻滞剂、吸氧、抗凝、改善心功能等一般治疗。血管反应试验阴性者,除了一般治疗外,按照心功能分级分别治疗。如病情没有改善或恶化,行外科手术治疗。

2. 外科手术治疗

(1) 经皮球囊房间隔造口术,作为肺移植治疗前的过渡治疗。

(2) POTTS 分流术。

(3) 肺移植和心肺联合移植,其 5 年生存率为 40%~50%。

(六)预防

虽然引起肺动脉高压有些因素不可控制,但通过以下方法可以有效减少该病的发生。

健康生活方式有助于预防肺动脉高压,少吃高盐、高脂肪、高糖分的食物,多摄入蔬菜、水果、全谷类和优质蛋白质;控制和管理好慢性病,如高血压、高血糖、有哮喘史的儿童要按医嘱积极治疗,预防并发症;避免服用某些药物,特别是减肥药和某些非处方药;如果家中有肺动脉高压病史,应定期进行心肺功能检查,早期发现问题并进行干预。

四十一、马方综合征

(一)疾病描述

马方综合征(Marfan syndrome,MFS;曾称"马凡综合征")是一种遗传性疾病,呈常染色体显性遗传。主要累及结缔组织,这是一种支撑和固定人体内器官和其他结构的纤维。该综合征通常影响心脏、眼睛、血管和骨骼。马方综合征患者通常身材高瘦,手臂、腿部、手指和脚趾过长,伴有心血管系统异常,特别是合并的心脏瓣膜异常和主动脉瘤。该病同时可能影响其他器官,包括肺、眼、硬脊膜、硬腭等。

(二) 发病原因

由原纤维蛋白 1(fibrillin 1,FBN1)基因变异引起。该基因位于 15 号染色体上,编码一种叫作 FBN1 的蛋白质,这种蛋白质是结缔组织的重要组成部分,起到结构支持的作用。变异会导致结缔组织的结构和功能异常,从而影响多个系统。

(三) 临床表现

马方综合征的临床表现有以下特点,有一些可能是早期症状,需要引起重视,避免严重的心血管事件发生:

1. 面容及身材特点 马方综合征患者通常长头畸形、面窄、高腭弓、耳大且低位。皮下脂肪少,肌肉不发达,胸、腹、臂皮肤皱纹。肌张力低,呈无力型体质。身材高瘦,手臂、腿部、手指和脚趾过长。

2. 心血管系统 最严重的问题通常出现在心血管系统,特别是主动脉根部扩张,这可能导致主动脉瘤或主动脉夹层,甚至危及生命。约 80% 的患者伴有先天性心血管畸形,常见主动脉进行性扩张、主动脉瓣关闭不全,由于主动脉中层囊样坏死而引起的主动脉窦瘤、夹层动脉瘤及破裂,导致严重的后果。早期可能出现心脏瓣膜异常、心律失常或高血压。

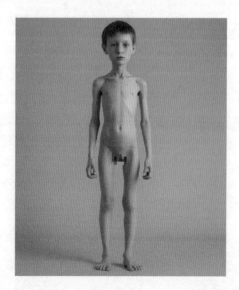

3. 眼睛问题 近视、视网膜脱

离、晶状体脱位或青光眼可能是早期症状之一。

4. 骨骼问题 关节过度活动、脊柱侧弯（脊柱侧凸）和胸廓畸形也可能在早期出现。

5. 皮肤和软组织 某些患者可能出现皮肤上的瘢痕或瘢痕疙瘩。

（四）疾病诊断

根据临床表现骨骼、眼、心血管改变，这三主征和家族史即可诊断，家族或遗传史在诊断中意义重大。临床上分为两型：三主征俱全者称完全型；仅二项者称不完全型。诊断此病的最简单手段是超声心动图，有怀疑者均可行此检查。目前认为约90%的马方综合征由 *FBN1* 基因变异引起，筛查变异基因对于产前诊断、婴幼儿及临床表现不典型的马方综合征诊断具有重大意义。

（五）治疗

马方综合征需要多系统、全方位的管理，通过定期检查、合理治疗、生活方式调整和积极预防，患者可以显著降低并发症风险，改善生活质量。

1. 药物治疗 尚无特效治疗，有主张应用男性激素及维生素，对胶原的形成和生长可能有利。对心功能不全、心律失常者也可予药物治疗。

2. 手术治疗 主动脉根部显著扩张的患者无论症状如何，都应考虑接受主动脉根部置换术以防止血管破裂。主动脉根部严重扩张之前行择期置换术效果优于明显扩张或夹层时的急诊修复术。

3. 科学管理

（1）心血管系统管理：定期心脏检查，以监测主动脉和心脏瓣膜的状况。

（2）避免高强度运动：避免剧烈运动或举重，以免增加心血管系统的负担。

（3）骨骼系统管理：定期拍X线片或进行骨密度检查，以监测骨骼的生长和变化;儿童和青少年阶段脊柱侧弯可通过定制的背部支架进行校正;如果侧弯程度太大,可进行外科矫正手术帮助纠正脊柱侧弯或其他骨骼畸形。

(4)眼科管理:每年至少进行一次眼科检查,以监测晶状体脱位、青光眼或视网膜脱离等问题;根据需要佩戴眼镜或隐形眼镜,必要时进行手术矫正视力问题;视网膜脱落需进行手术修复;白内障可行人工晶状体置换。

(六)预防

由于马方综合征是遗传性疾病,家族中有病史的人应考虑进行遗传咨询,以了解风险和预防措施。产前基因检测也可以用于检测胎儿是否携带致病基因。如果怀疑患有马方综合征,要尽早就医。早期诊断有助于及早采取治疗措施,减轻并发症的风险。

四十二、血友病

(一)疾病描述

血友病(hemophilia)是一组遗传性出血性疾病,为 X 染色体连锁隐性遗传,主要表现为血液凝固功能异常,导致出血不易止住。它主要分为血友病 A、血友病 B 两种类型,其中血友病 A 占 80%~85%,血友病 B 占15%~20%。

男性人群中,血友病 A 的发病率约为 1/5 000,血友病 B 的发病率约为 1/25 000。女性血友病患者极其罕见。

(二)发病原因

血友病是由于体内缺乏特定的凝血因子而导致血液无法正常凝结。

血友病 A 是由于凝血因子Ⅷ的减少或缺乏所致,血友病 B 是由于凝血因子Ⅸ的减少或缺乏引起。

(三)临床表现

血友病患儿主要临床表现为出血,可发生在任何部位,但多数出血集中在关节肌肉;其他部位包括黏膜出血,如鼻出血、口腔出血、消化道出血、泌尿道出血等;严重的可发生内脏出血、颅内出血,可危及生命。重型患儿出血表现明显,常无诱因;轻型患儿可仅表现为术后或外伤后出血不止。

1. 出血倾向　血友病患者容易发生自发性或轻微外伤后的出血,出血常表现为缓慢渗血,出血量与出血持续时间相关。出血可发生在皮肤、肌肉、关节等部位。

2. 关节出血　关节出血(血肿)是血友病的常见表现之一,常见于膝关节、肘关节和踝关节。出血会导致关节肿胀、疼痛和活动受限,长期反复出血可能导致关节破坏和畸形。部分血友病患儿因关节出血发生关节肿痛,被误诊为关节炎。

3. 皮下出血　患者轻微碰撞或无明显原因即可引起皮下淤血,形成瘀斑或血肿。

4. 肌肉出血　出血可发生在深部肌肉,导致疼痛和肿胀,严重时可能压迫神经和血管,影响肢体功能。

5. 黏膜出血　常见于口腔、鼻腔和消化道黏膜。

6. 手术和拔牙后的出血　血友病患者在进行手术或拔牙等侵入性操作后容易出现大量出血,且出血难以自行停止。

7. 严重出血事件　严重的出血事件如颅内出血、内脏出血和大出血可危及生命,需要紧急治疗。

血友病的临床表现因个体间的差异和病情的严重程度而异,轻者可能仅表现为轻微出血;重者则可能频繁发生严重出血事件。治疗通常包括补充缺乏的凝血因子,以预防和控制出血。

(四) 疾病诊断

血友病的诊断通常包括以下几个步骤:

1. 病史和家族史 收集患者的详细病史,包括出血情况、出血部位和频率。询问家族史,家族中是否有类似的出血性疾病。

2. 体格检查 检查患者的皮肤、黏膜、关节等部位的出血情况,有无关节肿胀、畸形等。

3. 实验室检查 凝血功能筛查,血友病患者的活化部分凝血活酶时间(activated partial thromboplastin time,APTT)通常延长,而凝血酶原时间(prothrombin time,PT)正常。

4. 基因检测 基因检测可以确定血友病的具体变异类型,对确诊和家族遗传咨询有重要意义。

(五) 治疗

1. 治疗原则 血友病患者需采取凝血因子Ⅷ/Ⅸ替代治疗。无出血时进行规律替代治疗(预防治疗),其目的是阻止出血,从而最大限度保护关节功能;若有出血应及时给予足量的按需治疗;进行手术或者其他创伤性操作时,应进行充分的替代治疗,以阻止围手术期出血。血友病患者应避免肌内注射和外伤。

2. 预防治疗 预防治疗是血友病规范治疗的重要组成部分,是以维持正常关节和肌肉功能为目标的治疗。建议在发生第一次关节出血或者严重的肌肉出血后立即开始。如果发生颅内出血,也应该立即开始预防治疗。

3. 家庭治疗 血友病家庭治疗是指患儿在发生出血后或为预防出血自行或由家长/监护人注射凝血因子(自我注射)以及在家庭内完成血友病护理和康复的总称。家庭治疗非常重要,可使患儿在出血时立即获

疾病篇

得治疗、未出血时会依从规律的预防治疗;家庭治疗能显著减轻急慢性疼痛、减少残疾、减少因出血及其并发症住院、减少旷工或旷课,从而改善患儿生活质量。家庭治疗需要家长能识别出血的最初征兆,掌握静脉注射技术等。

(六) 预防

血友病是一种 X 连锁隐性遗传性疾病,目前尚无可预防该疾病的方法。基因检测可以协助诊断疾病,同时可以用于家族中的携带者的筛查,以确定是否存在血友病基因的传递;如家庭中有成员患有血友病,可进行遗传咨询,了解该病的遗传模式,讨论患者的风险和可能的遗传结果,并提供有关遗传检测和生育建议,最终降低血友病患病率。

血友病患儿也应该按免疫规划程序接种疫苗以降低疾病感染的风险;但有接种后局部出血风险,可输注因子预防或止血。接种方式首选皮下注射,尽量避免肌内注射。如必须进行肌内注射则须提前输注凝血因子进行保护,并使用最小规格的针头。预防接种前后均可对注射部位冷敷,注射后按压注射部位至少 10min,以减少出血和肿胀。

四十三、原发性生长激素缺乏症

(一) 疾病描述

原发性生长激素缺乏症(primary growth hormone deficiency, PGHD)是一种由垂体前叶分泌的生长激素(growth hormone, GH)不足或完全缺乏引起的疾病。生长激素是一种重要的蛋白质,它通过促进细胞增殖和组织生长来支持人体的正常发育。缺乏这种激素会导致儿童生长发育迟缓、身材矮小以及其他健康问题。

在早期发现和治疗的情况下,原发性生长激素缺乏症患者通常可以达到接近正常的成年身高和体格。

(二)发病原因

原发性生长激素缺乏症的病因多样,主要包括以下几方面:

1. 基因变异 某些基因的变异可以影响生长激素的合成或分泌。比如 *GH1* 基因和 *GHRHR* 基因的变异。

2. 发育异常 在胎儿期或出生后,垂体或下丘脑发育异常可导致生长激素的分泌减少或缺失。

3. 围生期脑部的受损 患儿有围生期病变史,如早产、难产、窒息等可能损害垂体功能,从而影响生长激素的分泌。

4. 先天发育畸形 如无脑畸形、前脑无裂畸形、垂体缺如、神经垂体错位、面中线发育缺陷、蛛网膜囊肿等也可影响下丘脑 - 垂体的功能,从而导致生长激素缺乏症。

(三)临床表现

原发性生长激素缺乏症的临床表现主要有以下几个方面:

1. 面容特征 患儿常表现出婴儿般的面容特征。圆脸,鼻梁低、前额突出、头发细、稀疏,可能有颅面中线发育异常。

2. 身材矮小 受影响的儿童比同龄人明显矮小,生长速度缓慢。近 1 年生长速率小于 5cm,身高小于 −2SD。

3. 身体比例正常 尽管身材矮小,但身体各部位的比例通常正常。

4. 体脂增加 脂肪组织增多,尤其是在腹部。

5. 骨龄延迟 通过 X 线检查可以发现骨龄落后于实际年龄。

6. 其他特征 小手、小脚,声音尖细,骨龄落后但接近身高对应的年龄,出牙、换牙延迟,青春期发育延迟。

（四）疾病诊断

诊断原发性生长激素缺乏症通常需要进行以下检查和评估：

1. 身高体重测量　监测儿童的生长曲线。

2. 骨龄评估　通过X线片检查手腕骨骼，评估骨龄是否落后于实际年龄。

3. 生长激素刺激试验　通过药物刺激测量体内生长激素的反应。

4. MRI检查　检查脑下垂体和下丘脑是否存在结构异常。

5. 遗传学检测　外周血染色体检查和基因检测有助于疾病的诊断。

（五）治疗

治疗主要通过生长激素替代疗法来进行：

1. 药物治疗　注射重组人生长激素替代疗法。

2. 定期监测　通过定期检查身高、体重和激素水平，确保治疗的有效性。

3. 综合治疗　包括营养、运动和心理支持，确保全面的健康和发育。

在早期发现和治疗的情况下，原发性生长激素缺乏症患者通常可以达到接近正常的成年身高和体格。然而，长期管理和监测是必要的，尤其是在青春期之后，以确保其他健康问题不会影响生活质量。

（六）预防

1. 对有本病家族史的夫妇及先证者可进行基因检测，定期做好围生期保健，避免围生期病变，如难产、宫内窒息等，以免造成脑部受损。

2. 对于患有生长激素缺乏症的孩子，家庭的支持和适当的生活方式至关重要：

（1）保持良好的营养：确保饮食均衡，富含蛋白质、维生素和矿物质。

（2）鼓励适度运动：促进骨骼和肌肉的健康发展。

（3）心理支持：帮助孩子建立自信，避免因身高问题产生自卑心理。

52检